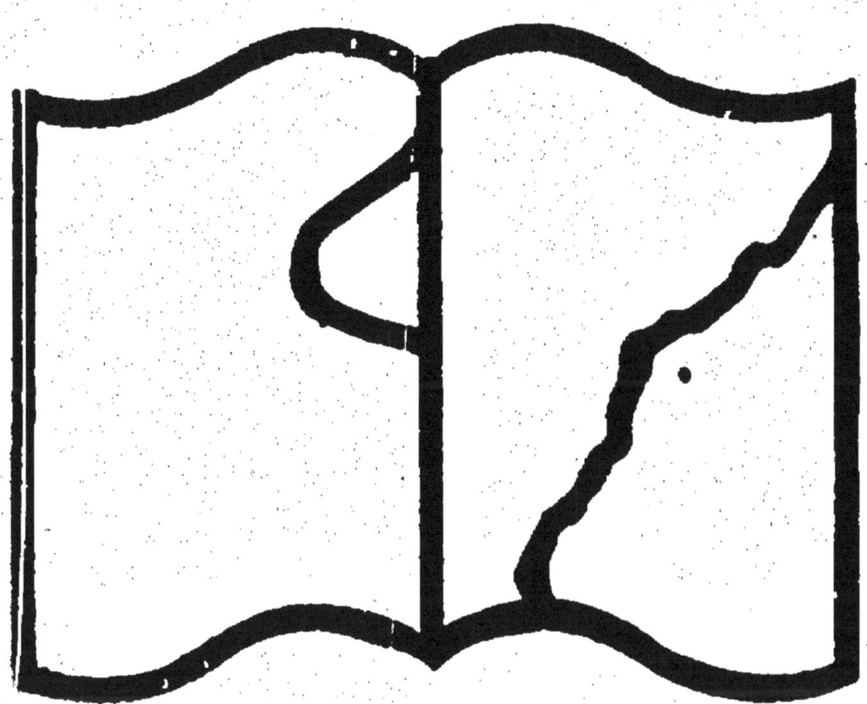

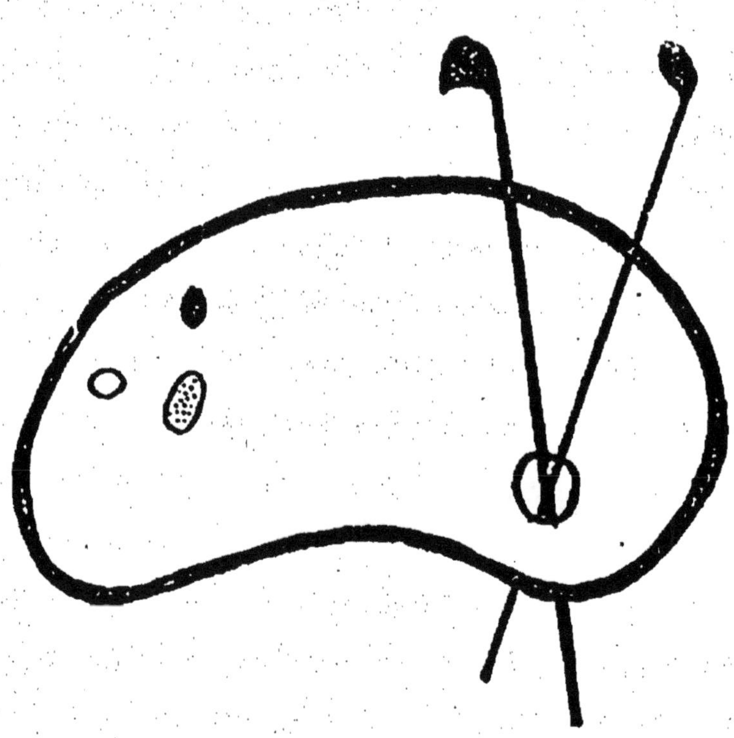

DEBUT D'UNE SERIE DE DOCUMENTS
EN COULEUR

ÉTUDE

SUR LA

PARALYSIE FACIALE

HYSTÉRIQUE

PAR

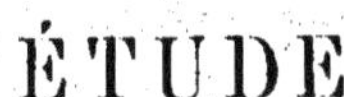

Le Docteur A. GASNIER

ANCIEN EXTERNE DES HOPITAUX DE PARIS ET DE LA MATERNITÉ
DE L'HOPITAL SAINT-LOUIS
MÉDAILLE DE BRONZE DE L'ASSISTANCE PUBLIQUE

PARIS

LIBRAIRIE FURNE

JOUVET & Cie, ÉDITEURS

5, RUE PALATINE, 5

—

1893

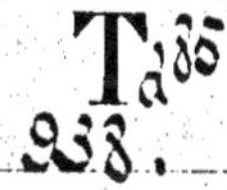

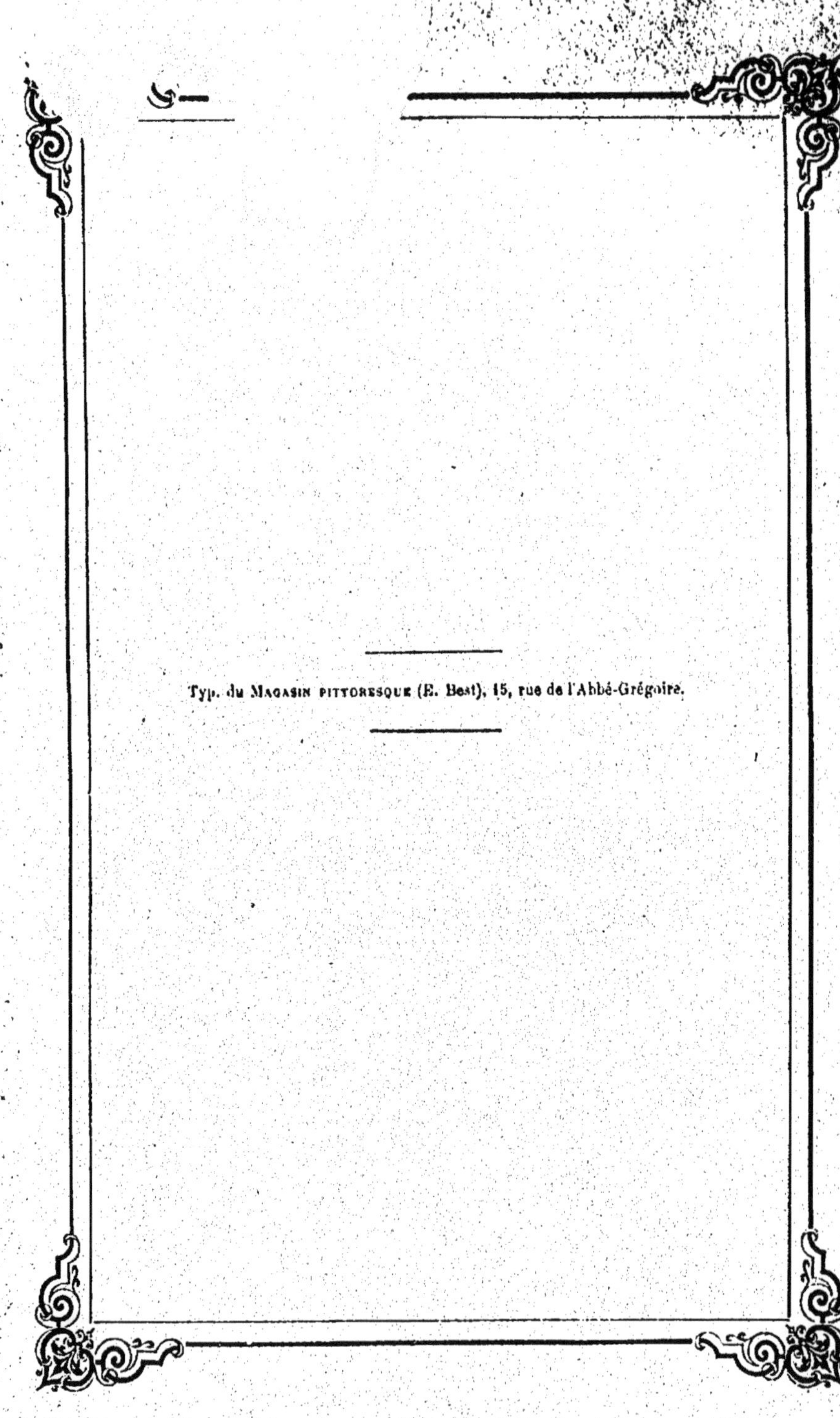

Typ. du Magasin pittoresque (E. Best), 15, rue de l'Abbé-Grégoire.

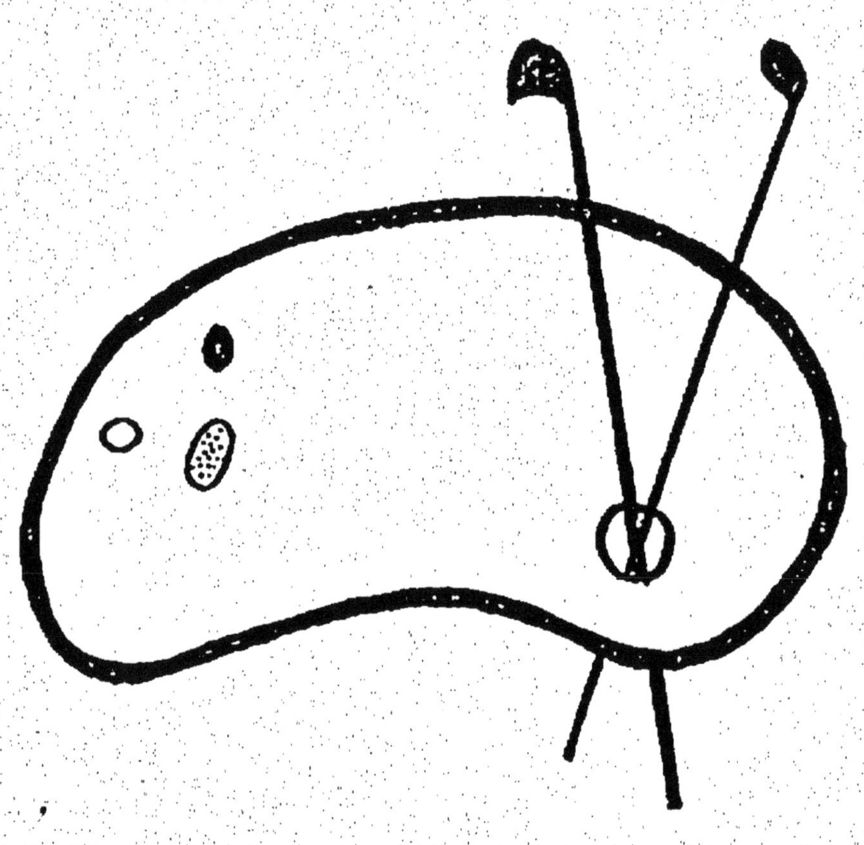

FIN D'UNE SERIE DE DOCUMENTS
EN COULEUR

ÉTUDE

SUR LA

PARALYSIE FACIALE

HYSTÉRIQUE

Paris. — Imprimerie du *Magasin pittoresque* (E. Best)

ÉTUDE

SUR LA

PARALYSIE FACIALE

HYSTÉRIQUE

PAR

Le Docteur A. GASNIER

ANCIEN EXTERNE DES HOPITAUX DE PARIS ET DE LA MATERNITÉ
DE L'HOPITAL SAINT-LOUIS
MÉDAILLE DE BRONZE DE L'ASSISTANCE PUBLIQUE

PARIS

LIBRAIRIE FURNE

JOUVET & Cie, ÉDITEURS

5, RUE PALATINE, 5

—

1893

A MES PARENTS

ÉTUDE

SUR LA

PARALYSIE FACIALE HYSTÉRIQUE

PRÉFACE

Pendant notre année d'externat chez M. le Dr Oulmont, en 1892, nous avons eu l'occasion d'observer un cas de paralysie faciale hystérique. Les faits de ce genre, outre qu'ils sont assez rares, présentent encore cet intérêt qu'ils sont connus depuis peu. En effet jusqu'en 1891, leur existence était niée par M. le professeur Charcot, qui ne les a admis définitivement que depuis la publication d'une observation due à M. Ballet, et remontant au mois de novembre 1890.

Du reste, ces paralysies faciales hystériques offrent bien d'autres particularités dignes d'attention : leur coïncidence possible avec une hémiplégie, une hémianesthésie, avec un spasme glosso-labié, leur variété d'aspect, l'accentuation de la paralysie dans certains mouvements et son absence fréquente dans d'autres, la conservation habituelle de l'intégrité nutritive des muscles de la face, enfin la difficulté parfois considérable du diagnostic.

Il ne faudrait pas croire, en effet, que l'origine hystérique des troubles morbides soit toujours facile à reconnaître. Au lieu d'une femme ou d'un jeune homme manifestement névropathes, atteints de perturbations fonctionnelles qui tournent de suite l'esprit du médecin vers l'idée d'une manifestation hystérique, il peut s'agir de sujets âgés, pas très nerveux en apparence du moins, sans antécédents héréditaires caractéristiques, et présentant de plus des traces évidentes d'athérome. Et cependant il importe d'autant plus de reconnaître la véritable cause de la paralysie, que le pronostic à porter et le traitement à prescrire sont absolument subordonnés à la nature de l'affection.

Nous avons tâché d'être complet autant que cela nous a été possible, et nous avons parcouru avec le plus grand soin les auteurs qui ont fait des communications sur la paralysie faciale hystérique ; enfin, nous avons dressé une sorte de tableau d'ensemble comprenant tous les faits connus jusqu'ici, et notant les particularités les plus saillantes qu'ils présentent. Nous en avons tiré des conclusions qui nous ont servi pour la rédaction de plusieurs chapitres, notamment de la symptomatologie.

Nous nous occuperons exclusivement des troubles parétiques qui se manifestent du côté du facial, laissant de côté les autres phénomènes hystériques, tels qu'hémiplégie, spasme, etc., qui l'accompagnent le plus souvent.

Nous sommes profondément reconnaissant à M. le professeur Laboulbène du grand honneur qu'il nous a fait en acceptant la présidence de cette thèse.

Notre maître, M. le Dr Oulmont, a bien voulu nous donner des conseils : qu'il accepte ici le témoignage de notre gratitude.

Nous adressons aussi nos remerciements à M. le Dr Bar, pour la bienveillance qu'il nous a montrée pendant notre année d'externat à la Maternité de l'hôpital Saint-Louis.

Notre ami L. Tanquerey a bien voulu dessiner pour nous quelques types de spasme glosso-labié et de paralysie faciale observés dans le service de M. Oulmont, et dont nous nous sommes servi pour le diagnostic. Nous l'en remercions chaleureusement.

HISTORIQUE

L'histoire de la paralysie faciale hystérique est toute
récente, ainsi du reste que celle des autres paralysies
de même nature (1). On sait que, jusqu'au dix-neuvième
siècle, on a fait de l'hystérie une affection caractérisée uniquement par des attaques convulsives; tout au
plus reconnaissait-on les bizarreries de caractère des
malades. En 1813, Louyet-Lormian, dans le dictionnaire
en 60 volumes, s'en tient encore exclusivement à cette
conception traditionnelle.

Cependant, dans le dictionnaire, en 30 volumes (1837),
Georget commence à signaler les paraplégies. Ce sont,
principalement, les travaux de Todd, en Angleterre, et de
Briquet (2), en France, qui attirent l'attention des pra-
ticiens sur ce sujet. Un peu, avant eux, Brodie (3) avait
signalé une déviation de la face chez une femme nerveuse, mais il n'avait pas incriminé, nominalement,
l'hystérie. « Je fus consulté, dit-il, par une dame qui se
plaignait de douleurs dans la tête et qui présentait une
déviation latérale de la bouche. On croyait à une paralysie des muscles d'un côté de la face ; mais je constatai,
immédiatement, l'existence de mouvements spasmodiques continus dans la joue et les paupières du côté
vers lequel s'était faite la déviation de la bouche, et,
en faisant un examen plus minutieux, j'acquis la conviction que cette déviation était due, non pas à la paralysie

(1) Cependant Sydenham avait signalé la suppression de l'urine
chez les femmes hystériques.

(2) Briquet, *Traité de l'hystérie,* 1859.

(3) Brodie, *Leçons sur les affections nerveuses locales,* 1857. — Tra-
duction Douglas-Aigre, 1880.

des muscles du côté opposé, mais à l'état spasmodique des muscles du même côté. »

C'est Todd (1) qui a eu, le premier, le mérite de dire que l'un des meilleurs caractères de l'hémiplégie hystérique est l'absence de paralysie faciale. Sans faire aucune réserve, il se prononce nettement : « Dans l'hémiplégie hystérique, ni la face ni la langue ne sont touchées ; la paralysie est limitée aux membres supérieurs et inférieurs, et souvent elle reste incomplète ; les muscles sont en général dans le relâchement, mais leur nutrition ne souffre guère si on la compare à celle des muscles du côté sain. » Il signale un cas où certaines particularités de l'hémiplégie pouvaient faire croire à une origine hystérique, mais où l'existence d'une paralysie faciale permit d'affirmer le diagnostic. Et, en effet, à la mort survenue deux mois après l'admission, on trouva dans le cerveau de cette malade une lésion matérielle très étendue. (*Lecture* XIII, *on hemiplegia*, p. 277.)

En France, Mesnet, dans sa remarquable thèse sur les paralysies hystériques en général (Paris, 1852), ne parle point cette particularité, et, dans sa première observation, on peut voir signalée une paralysie faciale hystérique avec hémiplégie concomitante, sans que ce fait lui paraisse mériter quelques remarques particulières. Mesnet a insisté, avec raison, sur ce fait, que les paralysies hystériques ne succèdent pas toujours à une attaque convulsive. « Loin de là, dit-il, dans la majorité des cas, ces troubles graves surviennent chez des femmes qui n'ont plus d'attaques ou même qui n'en ont jamais eu ».

L'autorité de Todd, et aussi, il faut bien le dire, les faits que nous présente habituellement la clinique, firent rapidement admettre par les neuropathologistes les plus autorisés que la paralysie faciale manque dans l'hémi-

(1) Todd. — *Clinical lectures on paralysis certain diseases of the brain and other affections of the nervous system.* — London, 1856, 2° édit.

plégie hystérique. Hasse (1), Rosenbach (2), Weir-Mitchell (3), Westphal et ses élèves admirent, sans conteste, l'idée soutenue par Todd, laquelle, en effet, est exacte si l'on n'envisage que la majorité des cas. Mais l'opinion générale fut surtout influencée par celle d'un neuropathologiste justement célèbre, M. le professeur Charcot, qui affirmait n'avoir jamais vu de paralysie faciale véritablement d'origine hystérique. Il démontra que ce qu'on prenait pour de la paralysie n'était que du spasme glossolabié. Comme Todd, l'illustre maître de la Salpétrière ne péchait, en somme, que par un excès d'ostracisme, et il faut bien avouer que la plupart des faits lui donnaient raison. « Ceux, dit-il (4), qui ont affirmé l'existence d'une paralysie du facial inférieur dans l'hémiplégie hystérique n'ont pas suffisamment tenu compte de cet hémispasme fréquent dans l'hémiplégie hystérique, et qui n'a pas été rencontré, que je sache, dans l'hémiplégie organique. »

Dans leur excellent travail sur l'hémiplégie hystérique (5), Brissaud et Marie se prononcent énergiquement contre l'existence d'une paralysie faciale. « Dans l'hémiplégie hystérique, disent-ils, il peut exister une déviation de la face analogue dans le premier abord à l'hémiplégie faciale des hémiplégiques organiques. Cette déviation de la face dans la première se distingue de la seconde par les caractères suivants :

« État de contraction spasmodique de la musculation d'un côté de la bouche portant presque exclusivement sur

(1) Hasse. — *Handbuch der Pathologie*. — Erlangen, 1869.

(2) Rosenbach. — *Erlenmeyers Centralblatt*, 1879.

(3) Weir-Mitchell. — *Lectures on diseases of the nervous system, especially on woman*. — Philadelphie, 1885.

(4) Charcot. — Leçon clinique. *Semaine médicale*, 2 février 1887.

(5) Brissaud et Marie. — De la déviation faciale dans l'hémiplégie hystérique. — *Progrès médical*, 29 janvier 1887.

une seule lèvre, la supérieure ou l'inférieure, et s'accompagnant de secousses généralement très accentuées.

« Dans l'acte de souffler, il y a issue de l'air, non pas du côté que l'on soupçonnerait être paralysé, mais du côté où existe l'état de contracture spasmodique.

« Déviation excessive de la langue, grâce à laquelle cet organe peut prendre les positions les plus bizarres; cette déviation a lieu du côté où existe l'état de contracture spasmodique, et se montre même le plus souvent sans que la langue soit tirée, par le seul fait d'ouvrir la bouche; fréquemment elle persiste un certain temps après la disparition de la paralysie des membres. »

Mais, si le plus grand nombre des auteurs qui se sont occupés de l'hémiplégie faciale se sont rangés à l'avis de Todd, on ne peut dire cependant que ce soit le cas pour tous : Briquet, Pipet (1), Hélot (2), admirent que la paralysie faciale pouvait se rencontrer dans les cas d'hémiplegie d'origine hystérique.

Pipet ne nie pas que la paralysie faciale ne soit rare dans l'hystérie; cependant il en aurait vu deux cas dont il donne les observations assez peu probantes du reste.

« L'hémiplégie hystérique, dit-il, offre une particularité remarquable, *le plus souvent* elle ne s'étend pas à la face et reste bornée aux membres. Quand la paralysie faciale existe, elle est en général *si légère*, que la déviation de la bouche se manifeste seulement quand la malade parle ou que le rire est exagéré.

Pipet avait donc déjà remarqué :

1º le caractère très léger de la paralysie faciale hystérique, qui est bien plutôt une parésie;

2º ce fait important que la paralysie se manifeste surtout dans certains mouvements.

(1) Pipet, *Thèse de Paris*, 1862.
(2) Hélot, *Thèse de Paris*, 1870.

Lebreton (1) dans sa thèse en 1868, se prononce aussi pour l'existence d'une paralysie faciale dans l'hémiplégie hystérique. « On n'observe jamais la paralysie faciale isolée, elle accompagne toujours la paralysie des membres, surtout l'hémiplégie. Elle est quelquefois alterne avec cette dernière. On la reconnaît à un défaut de symétrie dans les deux mo itiésde la face et à la déviation de la commissure labiale lorsque la malade veut rire ou parler. Elle est toujours accompagnée de l'anesthésie de la peau et des organes des sens du côté où elle siège ; elle disparaît souvent d'elle-même. »

Voici le passage de l'observation XXI de la thèse de Lebreton, concernant la déviation de la face....«.... Ce qui frappe tout d'abord, c'est la déformation de la face. Quand cette jeune fille veut rire ou parler, il se produit une déviation très prononcée de la commissure labiale à droite en arrière. La partie gauche de la lèvre supérieure est plus flasque. Si elle veut parler, la partie gauche de la bouche s'écarte moins que la droite : les lèvres restent unies et paraissent soudées dans l'étendue de 3 à 4 millimètres. Dans le rire, toute la partie droite de la face est tirée en arrière. L'aile gauche du nez est aplatie, la malade ne peut souffler ni gonfler les joues. Elle ferme très imparfaitement l'œil gauche. Cet œil est lui-même renfoncé dans l'orbite. Le front ne se plisse plus que du côté droit. »

Tel est aussi l'avis de Hélot en 1870. « La paralysie des muscles de la face est bien plus rare, si nous en croyons les auteurs, que les autres paralysies musculaires ; pourtant sur nos 4 cas, nous ne la voyons manquer que dans le 3e. Nous l'avons vue assez complète pour déterminer une déviation des traits, qui sont attirés par la tonicité des muscles du côté sain. »

(1) Lebreton. Des différentes variétés de la paralysie hystérique. *Thèse de Paris,* 1868.

Depuis la thèse de Hélot jusqu'en 1880, il ne paraît aucun travail contradictoire à l'opinion émise par Todd. Mais, à partir de 1880, il y eut à l'étranger toute une série de travaux qui semblèrent remettre en honneur les idées soutenues par les auteurs que nous venons d'analyser.

Gabbet (1) publia en 1882 une observation assez curieuse de paralysie faciale survenue chez une hystérique. Mais il reste quelques doutes sur la nature véritable de l'affection, parce que la paralysie faciale s'étendait aux deux moitiés du facial, et parce qu'elle avait été précédée pendant quelques jours de maux d'oreilles. Voici du reste cette observation.

« Le 19 novembre, une femme mariée qui avait été traitée à la policlinique de l'Hôpital royal des maladies respiratoires pour une légère bronchite, se présente à notre consultation dans un grand état d'émoi. La première chose qui me frappa fut l'aspect de la face : la bouche était fortement déviée à gauche, où existaient des mouvements spasmodiques; le côté droit de la face demeurait immobile. Je lui demandai ce qu'elle avait; sa sœur qui l'accompagnait répondit qu'elle avait eu une attaque. Quant à la malade, malgré tout ses efforts, elle n'arrivait à prononcer que des mots inintelligibles; les syllabes étaient supprimées ou déplacées de leur ordre naturel, elle ne pouvait arriver à prononcer certains mots, elle semblait en oublier d'autres. Plus elle s'efforçait d'y remédier, et plus les troubles du langage s'exaspéraient. Après l'avoir interrogée pendant quelque temps pour mieux observer les troubles de l'articulation, j'interrogeai la sœur, et je finis par débrouiller qu'il n'y avait eu rien d'analogue à une attaque. La malade, très nerveuse depuis son enfance, avait eu des chagrins domestiques; à la maison tout le monde redoutait une attaque, et cette crainte était partagée par la malade elle-même. Un matin elle se

(1) Gabbet — *British medical journal*. Novembre 1882. vol. II p. 943.

réveille avec une violente migraine, affection à laquelle elle était très sujette; à déjeuner, elle s'aperçoit qu'elle avale difficilement. On aurait remarqué aussi un peu de déviation de la face, mais l'entourage n'en dit rien, de peur d'augmenter la frayeur de la malade. Les deux jours suivants, les troubles de l'articulation s'accentuèrent, ainsi que la déviation de la face. A l'examen, je trouvai le facial droit pris tout entier, aussi bien dans sa partie supérieure que dans sa partie inférieure. L'œil ne pouvait se fermer du côté paralysé, le front ne pouvait se rider dans cette moitié, et le visage était sans expression. Cela contrastait étrangement avec les grimaces émotionnelles du côté sain. Les pupilles étaient égales, la langue n'était pas déviée, le fonctionnement du voile du palais s'exécutait normalement. Audition conservée des deux côtés. Elle assurait que son bras droit était un peu engourdi, cependant, à l'examen, je ne vis pas d'altération apparente de la sensibilité. Quant à la marche, elle était normale.

On s'aperçut bientôt que les troubles du langage ne consistaient pas en une véritable aphasie, mais bien en un trouble mécanique dû à l'état de distorsion des lèvres, auquelil fallait ajouter l'émoi de la malade. Dès qu'elle put parler, elle raconta qu'elle avait souffert de maux d'oreilles quelque temps avant l'apparition de la paralysie.

L'affection guérit rapidement sous l'influence de la faradisation des muscles paralysés et de révulsifs sur la région mastoïdienne. »

Comme on le voit, l'origine de la paralysie reste douteuse, à cause de l'existence de maux d'oreilles dont Gabbet ne s'est pas donné la peine de rechercher la nature. Cependant la nervosité de la malade et la rapidité de la guérison feraient plutôt pencher pour une origine hystérique.

En 1881, Kalkoff dans sa thèse inaugurale (1), soutient que la paralysie faciale hystérique existait, et qu'elle n'était pas aussi rare qu'on pouvait le supposer. Mais cet auteur, comme le font remarquer avec raison Brissaud et Marie, ne semble pas avoir distingué le spasme glosso-labié de la paralysie faciale. Sa deuxième observation, notamment, excite des doutes sérieux à cet égard. On y dit « que la langue était fortement tirée vers la gauche et comme coudée au milieu ».

Seeligmüller (2), d'autre part, communique à la réunion des naturalistes allemands, tenue à Magdebourg en 1884, une observation intéressante de paralysie faciale hysté-rique, siégeant du côté opposé à celui de l'hémiplégie. Il y avait des troubles sensitifs très accusés. Seeligmüller fit ressortir l'importance des troubles sensitifs dans les cas de diagnostic douteux. Mais son observation que nous donnons ici, est passible des mêmes reproches que celles de Kalkoff.

« L. A... paysanne, âgée de vingt-neuf ans, à l'air un peu endormi. Il y a deux ans et demi, peu après son mariage, elle a été prise d'idées mélancoliques, de céphalalgie, de vertiges, de palpitations et d'angoisse. Quatre semaines après, violentes attaques convulsives, à la suite desquelles elle est prise d'hémiplégie à gauche et de paralysie faciale à droite. La paralysie était si marquée, que pendant plus de six mois, la malade ne put fermer l'œil droit. Il y avait des troubles de la sensibilité dans la moitié gauche du tronc et la moitié *droite* de la tête. Du côté droit, les organes des sens étaient supprimés ou diminués comme fonctionnement. Deux ans et demi après le début des phénomènes paralytiques, elle vint me trouver. Tous les

(1) Kalkoff. *Beitrage zur differential Diagnose der hysterischen und der kapsularen Hemianesthesie. Inaugural dissertation*, Halle, 1884.

(2) Seeligmüller. *Deutsche medicinische Wochenschrift*, 1884, page 1866.

troubles morbides que nous venons de décrire existaient, et il y avait une contracture du membre supérieur droit, avec flexion forcée de ses différentes parties paralysées. Pas de traces d'ovaralgie. En présence de tout cela, le pronostic ne pouvait être bien favorable. Examen attentif des symptômes; pas de transfert. Sous l'influence de l'électrisation avec le balai électrique, amélioration rapide des phénomènes paralytiques; l'anesthésie elle-même tend à disparaître. Plus tard, on se sert, au lieu du pinceau, d'électrodes humides. Au bout de quatorze jours, guérison complète : cette rapidité dans la guérison montre l'origine hystérique des troubles morbides. »

En 1887, la question était encore des plus douteuses. La découverte de l'hémipasme glosso-labié avait même ajouté un nouvel élément de difficulté. M. le professeur Charcot refusait toujours d'admettre la paralysie faciale dans l'hémiplégie hystérique, disant que l'on pouvait reconnaître les caractères du spasme unilatéral dans les observations des auteurs que nous venons d'analyser. Dans une leçon clinique du mois de février 1887 (1), pour le diagnostic difficile d'un cas d'hémiplégie, il faisait de la présence d'une paralysie faciale un argument décisif en faveur d'une lésion organique.

A la même époque paraissait le travail de MM. Brissaud et Marie, et en 1888, M. Charcot disait encore (2) : « Tant qu'on ne m'aura pas démontré que les paralysies faciales des hystériques ne sont pas des hémispasmes, je persisterai dans ma négation, prêt à me rendre toutefois dans le cas où la paralysie faciale, dont pour le moment je conteste l'existence dans l'hystérie, deviendrait dûment démontrée ».

Cependant, en Italie, le professeur Lombroso (3) s'ins-

(1) *Semaine médicale*, 2 février 1887.
(2) Charcot. *Leçons du mardi* 1888, tome I, page 299.
(3) Lombroso. *Lo Sperimentale*. 1886.

crivait en faux contre l'opinion émise par Todd et par M. Charcot.

Dans un travail paru dans *Lo Sperimentale* en 1886, il s'exprimait ainsi : « Quant aux paralysies faciales hystériques dont certains auteurs nient l'existence, nous croyons pouvoir démontrer que cette idée est inexacte, en rappelant les observations 4 et 6. Dans la quatrième, la paralysie faciale venait compléter une hémiplégie ; dans la sixième, il y avait en même temps paralysie du moteur oculaire commun. J'attribue du reste cette coexistence à une anomalie clinique très rare ».

Malgré la lecture de la clinique de M. Charcot sur la déviation de la face dans l'hémiplégie hystérique où ce symptôme est attribué à un spasme, Lombroso restait persuadé qu'il ne s'était pas trompé ; mais n'ayant pas d'expérience spéciale sur le sujet, il préféra attendre une occasion favorable. Celle-ci ne se fit pas désirer, et en 1888, il faisait paraître une nouvelle étude (1) sur la paralysie faciale hystérique, où il affirmait résolument l'existence de celle-ci et en citait trois nouveaux cas, dont nous parlerons plus loin. Notons que Lombroso insiste déjà sur la fréquence du spasme combiné avec des troubles parétiques véritables. Mais Lombroso, tout en ayant le mérite de signaler la coexistence du spasme à côté de la paralysie, ne peut néanmoins revendiquer l'introduction définitive de la paralysie faciale parmi les accidents de l'hémiplégie hystérique. Comme les auteurs qui l'avaient précédé, il n'avait point fait une étude suffisante des particularités intéressantes que présente l'affection. Ses observations, que nous reproduisons à la fin de cette étude, laissent quelque peu à désirer sous le rapport du diagnostic avec le spasme glosso-labié.

(1) Lombroso. *Lo Sperimentale*, 1888.

En 1889, Oppenheim faisait paraître une monographie sur les névroses traumatiques. Il y soutenait que la paralysie faciale peut se montrer dans le cours d'une hémiplégie fonctionnelle ; dans un cas qu'il rapporte, où il existait des convulsions épileptiformes réflexes, on observait en même temps une hémiparésie très nette de la face. Les troubles parétiques s'observaient surtout à l'état de repos, et dans les mouvements mimiques peu intenses.

Mais c'est incontestablement à MM. Ballet et Chantemesse que l'on doit attribuer l'honneur d'avoir mis hors de tout conteste, la paralysie faciale hystérique.

Dans la séance du 24 octobre 1890, M. Chantemesse présenta à la Société médicale des hôpitaux trois malades atteints à des degrés divers de paralysie faciale dont l'origine hystérique n'était pas douteuse. Il accompagna cette présentation de remarques que nous croyons devoir reproduire dans leur entier à cause de leur grande importance, ainsi que celles que firent, à la même séance, M. Gilbert Ballet et M. Féré.

Voici la communication de M. Chantemesse ; nous donnons à la fin de cette thèse les observations de ses trois malades.

« Parmi les accidents hystériques qui intéressent la motilité, l'hémispasme facial est un symptôme assez fréquemment observé, et qui nous est bien connu depuis les travaux de M. Charcot. En revanche, la paralysie de la face est chose rare ; pour certains auteurs, sa présence bien constatée suffirait pour faire rejeter le diagnostic d'hystérie placé sur certaines monoplégies ou hémiplégies.

« Je crois que cette opinion doit être modifiée. Voici réunis trois cas où les troubles paralytiques de la face sont facilement reconnaissables. Il existe entre eux une telle similitude, que leur proche parenté ne peut être niée. Les symptômes généraux et locaux offrent un caractère si particulier, qu'il n'est pas possible de leur refuser une place à part dans l'histoire des hémiplégies faciales.

« Localement, il s'agit d'une parésie plus ou moins accentuée portant sur les muscles du domaine du facial inférieur. L'orbiculaire des paupières et le muscle de Horner sont parfaitement respectés. C'est, comme on le voit, une paralysie analogue à celle qu'on nomme paralysie faciale centrale : du côté malade la commissure est légèrement abaissée, les rides de la joue effacées et diminuées, l'aile du nez tombante. Si le malade essaie d'attirer en arrière les commissures labiales, les dents étant serrées, la commissure du côté atteint s'écarte peu et contraste par sa faible contraction avec celle du côté opposé. La faiblesse du buccinateur s'observe, et aussi celle de l'élévateur de la lèvre supérieure. Parfois, non toujours, la langue est attirée du côté malade. Toutes les réactions électriques sont normales.

« La parésie siège indifféremment à droite ou à gauche ; mais, phénomène tout particulier, elle est souvent bilatérale avec prédominance d'un côté. Le malade présente alors un masque facial qui lui donne un air d'hébétude.

Les symptômes concomitants qui complètent la physionomie des parésies faciales hystériques sont les suivants : ils portent sur la motilité et la sensibilité :

1° Du côté de la parésie faciale, ou bien du côté où cette parésie est le plus accentuée quand elle est bilatérale, il existe une monoplégie brachiale. Cette monoplégie est variable dans son intensité et sa durée ; elle peut s'accompagner d'une seconde monoplégie du membre inférieur du même côté ou du côté opposé ;

2° Les troubles de la sensibilité ne manquent jamais. L'anesthésie est sensitive et sensorielle, plus ou moins profonde. Elle accompagne la parésie faciale, ainsi que la paralysie des membres ; elle frappe le pharynx, la conjonctive; elle atteint aussi du côté malade le goût, l'odo-rat, l'ouïe et surtout la vue. L'œil traduit une diminution de l'acuité de la vue et un rétrécissement du champ visuel, de la diplopie monoculaire, de la micro-mégalopsie, de la dyschromatopsie et de l'asténopie. Chose curieuse, les zones hystérogènes cherchées sur le corps des malades sont rares; les réflexes patellaires sont conservés.

« Enfin un autre caractère qui existe à un haut degré chez mes malades, c'est un amoindrissement de l'intelli-gence, et surtout de la mémoire, pendant toute la durée de la paralysie faciale.

« Le mode d'apparition est brusque, et dès le début, l'affection présente son maximum d'intensité ; elle décroit peu à peu et guérit.

« Comme on le voit, les caractères sont assez parti-culiers ; toutefois les symptômes concomitants, leur mode d'apparition et les anamnestiques servent surtout à étayer le diagnostic. Nos trois paralysés de la face ne sont que des hystériques. L'un est atteint d'hystérie toxique provoquée par le tabac; le second est hystérique originellement, le troisième l'est devenu par l'influence d'un traumatisme; .

(Suit le résumé de leur histoire clinique, reproduit parmi les observations à la fin de notre étude.)

« Le résumé des observations établit d'une façon suffisante le diagnostic d'hystérie indépendante de toute lésion organique. La parésie faciale doit donc aussi être rattachée à l'hystérie, et dès aujourd'hui on peut, je crois, résumer les caractères principaux de cette affection : parésie dans le domaine du facial inférieur, siégeant d'un seul côté ou des deux, avec prédominance unilatérale accompagnée du même côté d'hémianesthésie sensitivo-sensorielle de la face, de paralysie motrice et sensitive plus ou moins complète du membre supérieur ou d'autres régions du corps, enfin de troubles de l'intelligence et de perte de la mémoire. Les réactions électriques ne sont pas modifiées; l'affection est généralement bénigne. »

M. Gilbert Ballet fait alors les remarques suivantes :
« A l'occasion d'une communication que je faisais il y a quelques mois à la Société médicale, j'avais été amené incidemment à faire allusion aux paralysies faciales hystériques. Je disais avoir observé quelques faits qui me portaient à penser qu'il y avait lieu de faire une place à ces paralysies, à côté de l'hémispasme facial.

« Avant de revenir sur les faits auxquels je faisais alors allusion, et sur les quelques réflexions que je désire présenter à propos de la communication de M. Chantemesse, je tiens à faire observer que la loi formulée naguère par Todd et acceptée par M. Charcot, reste vraie en dépit des faits récemment observés. D'après cette loi, l'absence de paralysie faciale serait un des caractères de l'hémiplégie hystérique, et réciproquement, la coïncidence d'une paralysie nette de la face avec la perte du mouvement des membres constituerait une présomption en faveur d'une hémiplégie d'origine organique. Or, jusqu'à présent, je ne sache pas qu'on ait produit un cas véritablement décisif de paralysie hystérique accompagnée d'une perte franche de la motilité de la face, analogue à celle qu'on observe à la suite des lésions organiques du cerveau.

« En effet, dans les cas qui sont parvenus à ma connaissance, comme dans ceux que j'ai précédemment observés, ou bien la paralysie de la face était indépendante de toute hémiplégie des membres, ou bien, si elle coïncidait avec cette hémiplégie, comme dans les cas de M. Chantemesse, il s'agissait d'une parésie très légère, à peine marquée, beaucoup moins accusée à coup sûr que celle qu'on observe dans le cas de lésions organiques du cerveau.

« Ces réserves faites, je répéterai ce que je disais à la Société il y a quelques mois, à savoir que j'ai vu chez un

certain nombre d'hystériques, presque tous des hommes,
un trouble parétique des muscles de la face. Le cas le
plus net que j'aie observé est celui d'un homme que j'ai
vu récemment à l'Hôtel-Dieu. L'observation ne m'appartient pas, le malade étant actuellement dans le service de
M. le Dr Proust, qui a bien voulu me le montrer. L'observation est d'autant plus intéressante que le sujet de
cette observation figure, si je ne me trompe, dans le mémoire de MM. Brissaud et Marie sur l'hémispasme facial.
Or, cet homme, qui présente aujourd'hui comme en 1887,
une déviation spasmodique du visage et de la langue à
gauche, offre en même temps une paralysie faciale des
plus accusées à droite. Tous les muscles innervés par le
facial inférieur sont frappés d'immobilité.

« Déjà en 1887 d'ailleurs, MM. Brissaud et Marie
avaient relevé un certain degré de parésie du côté droit
de la face. Ils s'exprimaient en effet de la façon suivante
dans les réflexions dont ils faisaient suivre l'observation :
« Il est aisé de reconnaître que la déviation de la bouche
« est produite par un certain degré de parésie (?) de la
« musculature labiale du côté droit (correspondant à l'hé-
« miplégie des membres), et en même temps par un degré
« bien plus accentué de contraction spasmodique de la
« musculature du côté gauche. » Mais, actuellement, les
troubles paralytiques sont bien autrement accusés qu'en
1887.

« M. Chantemesse a insisté sur ce fait que les paralysies faciales hystériques sont d'ordinaire peu accusées :
ce sont plutôt des parésies. Ce caractère nous a paru assez
général. Mais il en est un autre que nous tenons à faire
ressortir, c'est la mobilité de ces paralysies, très marquées
un jour, beaucoup moins accusées le lendemain ou quelques jours après. Chez le malade de M. Proust notamment,
nous avons constaté à huit jours d'intervalle une différence des plus prononcées dans le degré de la paralysie,

très évidente lors de notre premier examen, notablement
atténuée au second.

« Ces différents caractères, auxquels il faut joindre la
bilatéralité dans quelques cas, comme chez l'un des
malades de M. Chantemesse, rapprochent les paralysies
faciales hystériques de celles signalées par différents
observateurs dans le goitre exophthalmique, et sur lesquelles j'ai eu à différentes reprises l'occasion d'insister
personnellement (1) ».

M. Féré prend la parole après M. Ballet, pour se livrer
aux intéressantes considérations qui suivent : « Je désire
appuyer l'opinion de MM. Chantemesse et Ballet relativement à la paralysie faciale des hystériques. Je crois qu'elle
est beaucoup plus fréquente qu'on ne pense, et qu'on la
trouverait plus sûrement, si l'on était en possession de
moyens d'exploration convenables.

« On admet aussi que dans la paralysie hystérique, et
même dans l'aphonie hystérique, la motilité de la langue
est indemne. Cette opinion ne s'appuie que sur une exploration incomplète, qui consiste à constater que les
mouvements sont possibles dans toutes les directions.
Mais l'étude d'un mouvement doit comprendre l'exploration des principales qualités de ce mouvement : son
énergie, sa vitesse, sa précision, dont les variations m'ont
paru toujours concordantes (2). En ce qui concerne la
langue, j'ai montré que cette exploration est possible (3).

(1) Ballet. Soc. méd. des hôp. Février 1888, et : de l'ophthalmoplégie externe dans l'hystérie et le goitre exophthalmique, *Revue
de Médecine,* 1888.

(2) Féré. — La vitesse et l'énergie des mouvements volontaires.
Revue philos. 1889, p. 37.
Note sur la physiologie de l'attention, *ibid.* 1890, t. XXX, p. 393.

(3) Féré. — Note sur l'exploration des mouvements de la langue.
C. R. Soc. biologie, 1889, p. 278. — Etude physiologique de quelques
troubles d'articulation, *Nouv. Iconographie de la Salpêtrière,* 1890,
p. 168.

On peut peser l'énergie de ses principaux mouvements, mesurer leur rapidité, et inscrire leur forme. Chez les hystériques, on constate une diminution considérable de l'énergie motrice de la langue des deux côtés, mais surtout du côté où les troubles sensoriels et moteurs prédominent; le temps de réaction est très allongé et la courbe graphique, au lieu de donner une ascension brusque comme chez les sujets normaux, montre une ascension graduelle qui trahit à la fois la faiblesse et la lenteur du mouvement. Ces troubles de la motilité de la langue, qui caractérisent une véritable paralysie, sont fréquents, sinon constants, chez les hystériques; ils constituent la condition physiologique des différents troubles de la parole qui peuvent se présenter chez ces malades. Il est vraisemblable que des procédés analogues appliqués à l'étude des muscles de la face donneraient des résultats du même genre.

« J'ai aussi l'occasion de relever que la contracture glosso-labiée du côté opposé à la paralysie des membres peut être la conséquence d'une parésie de la face du côté hémiplégique. J'ai constaté en effet, que, dans la paralysie provoquée des hystériques, il se produit souvent une augmentation de l'énergie motrice du côté opposé (1); et dans un cas clinique, j'ai constaté qu'à mesure que la paralysie s'améliorait, il se produisait une diminution de l'énergie motrice du côté sain. Cette sorte de balancement de l'action nerveuse n'est pas d'une explication très facile; je rappellerai pourtant que le fait n'est pas unique. Cl. Bernard en a signalé un analogue au cours de ses études sur le grand sympathique. « Mais, dit-il, en même temps que la galvanisation du bout supérieur du grand sympathique fait baisser la température de l'oreille correspondante, on voit s'élever la température de l'autre

(1) Féré. — *Sensation et mouvement.* — *Bibliothèque de philosophie contemporaine*, 1887, p. 28.

oreille. C'est encore un fait constant (1). » Il n'est pas besoin de rappeler que l'excitation du sympathique agit non seulement sur la vascularisation, mais encore sur la sensibilité et sur la tonicité musculaire.

« M. Chantemesse rattache à l'hystérie l'amnésie qui se manifeste chez ces trois malades. J'adopte complètement son interprétation, qu'on peut appuyer par des faits expérimentaux. J'ai constaté que chez les hystériques, il existe, non seulement un retard dans la réaction (2), mais aussi une lenteur considérable de l'association (3). On sait quel rôle joue l'association dans le rappel des sensations et des images. On peut donc affirmer que l'amnésie fait partie du complexus hystérique. »

Le 14 novembre 1890, M. Ballet présentait à la Société médicale des hôpitaux un quatrième cas de paralysie faciale hystérique, en l'accompagnant de réflexions que nous reproduisons ici in-extenso, à titre de document historique. On trouvera plus loin l'observation de ce malade, le nommé Bar..., âgé de 24 ans, recueillie quelque temps après dans le service de M. Charcot.

« J'ai eu l'occasion, il y a quelques semaines, de faire ici allusion aux paralysies faciales de nature hystérique, et j'ai émis l'idée qu'il y a lieu de faire place à ces paralysies à côté du spasme glosso-labié. La communication faite par M. Chantemesse est venue à l'appui de ma manière de voir. Toutefois, si la paralysie faciale m'a semblé exister nettement dans les cas de M. Chantemesse, elle était insuffisamment accusée pour entraîner la conviction de ceux qui pourraient avoir des doutes sur la nature de l'affection. C'est pour cette raison que je vous présente aujourd'hui ce malade, chez lequel la paralysie

(1) Cl. Bernard. — *Leçons sur les propriétés physiologiques et les altérations pathologiques des liquides de l'organisme,* 1859, t. I, p. 151.

(2) Féré. — *Soc. Biol.,* 1889, p. 68.

(3) Féré. — *Note sur le temps d'association, Soc. Biol.,* 1890, p. 173

faciale est aussi nette que possible. Cet homme appartient au service de M. le professeur Proust, il a été soigneusement étudié par M. Bourges, interne à l'Hôtel-Dieu, et c'est au nom de ce dernier et au mien que j'en fais la présentation (1).

« L'hystérie ici pourrait à bon droit être rangée parmi les hystéries toxiques, le malade étant buveur de profession, et les accidents survenant principalement aux époques où il est appelé à boire davantage. Mais d'autre part, Bar... est un héréditaire. La mère a été enfermée à Sainte-Anne pendant plus d'un an. Je ferai remarquer à ce propos que dans la plupart des cas d'hystérie toxique que j'ai observés, j'ai rencontré ce même élément héréditaire. Peut-être sera-t-on amené à réduire un jour l'importance du rôle que l'on a tendance à attribuer aujourd'hui aux agents toxiques dans la pathogénie de l'hystérie.

« La paralysie faciale présente chez mon malade les caractères sur lesquels j'ai insisté à l'occasion de la communication de M. Chantemesse : 1° limitée au facial inférieur ; 2° elle est moins accusée que ne le sont d'ordinaire les paralysies faciales, surtout de cause périphérique ; 3° elle varie de degré d'un moment à l'autre. Aujourd'hui, vous la voyez très prononcée ; il y a quatre jours, elle s'était notablement atténuée.

« J'ajouterai que la contractilité électrique (galvanique ou faradique) paraît nettement diminuée au niveau des muscles atteints. C'est la première fois que je relève ce caractère, dont je ne saurais indiquer l'importance ni le rôle. Je ferai remarquer que chez mon malade, il n'y a jamais eu d'hémiplégie : seule, la face est touchée et a été touchée. Les choses, comme je l'observais précédem-

(1) *Bulletin et mém. de la Soc. méd. des hôpitaux*, séance du 14 novembre 1890.

ment, se sont toujours passées de la sorte dans les quelques cas que j'ai eu l'occasion d'observer et où je crois avoir constaté de la paralysie de la face. En dépit des faits analogues à celui que je viens de montrer, je crois que, jusqu'à nouvel ordre, on doit considérer, suivant la remarque de Charcot, l'existence de la paralysie faciale chez les hémiplégiques, comme une présomption en faveur de la nature organique de l'hémiplégie. »

M. Ballet présenta son malade à M. Charcot qui, après minutieux examen, se déclara convaincu, et avec une grande bonne foi, reconnut qu'il avait eu tort d'accepter, entièrement et sans restriction, la loi formulée par Todd. Dans une leçon clinique publiée par les *Archives de Neurologie* du mois de juillet 1891, il affirmait, devant de nombreux auditeurs, l'existence désormais incontestable de la paralysie faciale hystérique. Après avoir rappelé ses paroles de 1888, M. le professeur Charcot ajoutait : « Aujourd'hui, vous voyez qu'il faut se rendre. Je le fais sans hésitation et sans amertume, car il me reste au moins la satisfaction d'avoir posé la question carrément, et d'avoir, par mon attitude décidée, appelé des recherches précises sur ce point de pathologie nerveuse. »

... « D'importantes communications à la Société médicale des hôpitaux établissent que, si dans l'hystérie, la paralysie faciale est un fait exceptionnel, si elle est singulière dans ses allures, différente souvent par plusieurs caractères de ce qu'elle est dans l'hémiplégie organique, elle peut se présenter cependant de façon à rendre plus difficile à cet égard qu'on ne le pensait, le diagnostic entre l'hémiplégie capsulaire et l'hémiplégie hystérique. » Et plus loin, dans la même leçon clinique « ... Remarquez que, quant à présent, la paralysie du facial inférieur chez un hystérique semble se distinguer par quelques caractères de celle que l'on rencontre dans l'hémiplégie

organique correspondante. Tout d'abord, elle est en général peu accentuée. De plus, elle paraît toujours s'accompagner d'anesthésie des parties paralysées, ainsi que Gilles
de la Tourette l'avait déjà remarqué pour les spasmes.
Enfin, plusieurs fois on a pu l'observer isolément en
dehors de toute paralysie motrice des membres, circons-
tance peu fréquente dans l'histoire de l'hémiplégie faciale
capsulaire, et qui, dans l'histoire des paralysies corticales,
n'est représentée que par quelques cas assez rares. »

Dans la séance du 9 janvier 1891 de la Société médicale des hôpitaux, M. Ballet communiqua à ses collègues,
au nom de M. Boinet (de Montpellier), une nouvelle et
fort intéressante observation que l'on retrouvera à la fin
de cette thèse. M. Dumontpallier fit à ce propos les
remarques suivantes :

« L'observation, chez une hystérique, de la paralysie
faciale limitée au nerf facial inférieur et accompagnée de
paralysie de la sensibilité dans les limites mêmes de la
paralysie motrice, est d'autant plus intéressante que cette
double paralysie relève d'une lésion fonctionnelle de deux
nerfs différents et indépendants dans leur origine centrale.

« Elle est l'analogue de la double paralysie des
membres chez les hystériques, mais elle en diffère par ce
fait que les membres sont desservis par des nerfs mixtes.
Quoi qu'il en soit, ce qui est remarquable pour certaines
paralysies hystériques de la sensibilité des membres,
c'est que la paralysie est limitée par une ligne circulaire
et nullement en rapport avec la distribution anatomique
des rameaux nerveux. Il n'est donc guère possible d'admettre que cette paralysie hystérique de la sensibilité soit
d'origine centrale, répondant à un centre fonctionnel.

« Dans ce cas, n'est-il pas permis de supposer que ces
paralysies sont psychiques et conséquence d'un trouble
de l'imagination des malades et de l'idée que les hysté-

riques se font d'une paralysie de la sensibilité, paralysie
qu'ils limitent à un membre, ou à une portion de membre.

« Cette interprétation me paraît fondée si l'on remarque
que l'on peut déterminer l'existence de ces sortes de paralysie dans l'hypnose et dans l'état de veille, et que de même
on peut, chez l'hystérique, faire disparaître cette paralysie
par l'affirmation de sa disparition. Une grande part dans
l'étiologie de ces paralysies hystériques doit donc être
accordée à l'imagination, à l'idée.

« A une autre époque, on niait l'existence des paralysies
hystériques. Aujourd'hui on l'admet pour le segment
inférieur de la face. Un jour peut-être on observera cette
paralysie pour le segment supérieur et pour les deux
segments inférieur et supérieur simultanément, et aussi
bien pour le nerf facial que pour le nerf trijumeau. Cela
dépendra de l'idée que se fera l'hystérique du plus ou
moins d'étendue de la paralysie. »

Le 21 février 1891, M. le professeur Pitres publiait
dans le *Progrès médical* une intéressante observation de
paralysie faciale hystérique que nous reproduisons plus
loin. Il s'agit d'une femme chez laquelle les antécédents
héréditaires sont inconnus, sauf pour la mère, qui n'était
pas nerveuse. Elle avait eu la fièvre typhoïde à 22 ans,
et depuis, elle était sujette à de violentes migraines. De
plus, cette femme, mariée à un ivrogne, se trouvait très
malheureuse dans son ménage. Les chagrins la rendent
de plus en plus nerveuse, elle a des attaques. Pendant
une de celles-ci, elle reçoit une brûlure, et ce traumatisme devient le point de départ d'une paralysie faciale
très marquée, avec diminution notable de l'excitabilité
électrique. Pas d'ovaralgie, pas d'hémiplégie ni d'hémianesthésie. Guérison très rapide sous l'influence des
courants électriques.

« Cette observation, dit M. Pitres, me paraît fort
intéressante. Nous avons déjà vu précédemment que

dans l'hémiplégie hystérique, les muscles de la face ne se comportent pas comme les autres muscles du corps. Ils sont le siège de contractures totales ou partielles donnant lieu, par la suggestion, tantôt à l'hémispasme glosso-labié type, tantôt à la rigidité des mâchoires ou de la langue simplement. Il est curieux de constater que dans un cas de paralysie hystéro-traumatique de la face, des contractures de certains muscles se sont associés à la paralysie des autres. Le cas échéant, cette association de la contracture et de la paralysie peut servir utilement au diagnostic.

« Il est intéressant de noter aussi que les paralysies hystéro-traumatiques peuvent s'accompagner d'affaiblissement rapide de l'excitabilité des muscles paralysés. Cet affaiblissement a été constaté chez notre malade quinze jours seulement après l'apparition de la paralysie. Il n'a pas empêché la guérison de se produire à courte échéance : il n'aggrave donc pas sensiblement le pronostic. »

Au mois de juin de la même année, Descroizilles et Du Pasquier communiquaient à la Société médicale des hôpitaux une observation de paralysie faciale hystérique que nous rapportons et qui présente cette particularité intéressante qu'elle est survenue chez une petite fille de neuf ans et demi. Il n'y avait pas de troubles sensoriels, mais de l'hyperesthésie cutanée, abolition du réflexe pharyngien, un point ovarien, et une céphalalgie persistante. Il n'existait ni spasme ni hémiplégie ; l'orbiculaire des paupières était resté indemne. Déviation de la langue à droite sans incurvation ; parésie du facial inférieur droit visible même au repos. Tous ces symptômes s'amendèrent notablement au bout d'un mois.

Descroizilles pense que l'origine des accidents réside dans un trouble vaso-moteur limité aux centres corticaux du facial et de l'hypoglosse. Il croit que c'est par une perturbation vasculaire, et non par la perte des images

psychomotrices qu'il faut expliquer la production de la
paralysie faciale dans l'hystérie. Il rapproche son observation d'un cas étudié par Féré (1) dans un travail sur la
migraine ophthalmique, et il rappelle qu'un des trois
malades de M. Chantemesse était atteint d'un spasme
des artérioles de la rétine.

En juillet 1891, un élève de M. Ballet, M. Decoux, soutenait une thèse sur la paralysie faciale hystérique, où il
réunissait la plupart des travaux parus jusqu'alors, et
publiait quelques observations nouvelles. Nous avons
puisé plus d'une fois dans cette excellente étude.

Nous avons consulté aussi la thèse de Tournant (mars
1892) où se trouve une intéressante observation de paralysie faciale hystérique que nous reproduisons, et qui
présentait cette particularité d'être alterne.

Le changement qui s'était produit dans les opinions
professées par l'École de la Salpêtrière eut un grand
retentissement à l'étranger, et modifia beaucoup les
idées reçues jusqu'alors. En 1892, Kœnig publia sur la
question un mémoire intéressant (2) auquel nous faisons
de fréquentes allusions dans le présent travail; aussi
nous bornerons-nous ici à en dire quelques mots. Kœnig
a observé les malades dont il rapporte l'histoire à l'asile
de Dalldorff, près de Berlin, pendant l'année 1891. Nous
ajouterons que tous ces cas ne nous semblent pas à l'abri
de la critique, et l'auteur en convient, du reste, lui-
même. Il fait remarquer que la paralysie faciale, dans les
faits qu'il a rapportés, s'est réduite, en somme, à une
parésie légère. On ne retrouve pas dans son travail de
troubles parétiques intenses comme ceux qu'a présentés
un des malades de M. Babinski. Il insiste, comme Lom-

(1) Féré. — *Revue de médecine*, 1888.

(2) W. Kœnig. — *Des troubles fonctionnels dans le domaine du
facial et de l'hypoglosse au cours des hémiplégies fonctionnelles.—Neurologisches Centralblatt*, juin 1892.

broso et Babinski, sur la combinaison fréquente de phénomènes parétiques d'un côté de la face, et de spasme du
côté opposé. Ainsi, dans la première observation, la langue
se déviait manifestement vers la droite, et elle exécutait
des mouvements involontaires bizarres. La malade ne
pouvait pas non plus porter la langue du côté opposé. On
trouvera plus loin toutes les observations de Kœnig, que
nous avons cru devoir traduire à cause de leur intérêt,
bien que, comme celles de Lombroso, elles puissent soulever des objections.

Kœnig termine son mémoire par les conclusions suivantes :

« 1º La paralysie faciale hystérique pure, incontestable,
non accompagnée de spasme, est très rare.

2º La paralysie faciale hystérique unie à du spasme dans
certains groupes musculaires, notamment dans ceux du
côté opposé de la face, est un fait un peu plus fréquent,
la présence d'un spasme doit faire mettre en doute l'existence de troubles parétiques, si la force des muscles
n'est pas véritablement diminuée.

3º L'assertion de Charcot, que les troubles parétiques
sont légers et qu'ils s'accompagnent de troubles de la
sensibilité est confirmée par les faits que j'ai observés.

4º Dans l'hémispasme glosso-labié, le type Brissaud-
Marie ne se retrouve pas toujours dans toute son intégrité ;
il se trouve aussi sous une forme *fruste*. »

Kœnig en effet, comme Babinski, insiste sur la forme
fruste et incomplète que revêtirait dans certains cas le
spasme glosso-labié, et qui donnerait un tel air de ressemblance avec la parésie faciale hystérique, qu'un examen
très minutieux est nécessaire pour les différencier. Dans
ces formes frustes du spasme glosso-labié, la langue ne
serait plus déviée du côté malade. Les mouvements involontaires de la langue pourraient manquer aussi ou être
peu marqués ; mais, par contre, un phénomène qui ne

manquerait jamais dans le spasme le plus fruste, c'est l'impossibilité pour le malade de dévier sa langue en dehors de la ligne médiane, du côté de la face resté sain.

Lors de la discussion qui eut lieu à la Société de Psychiatrie de Berlin le 9 mai 1892 (1), à propos de la communication du Dr Kœnig, Remak fils, fit remarquer que la première observation pourrait bien être une hémiparésie organique compliquée plus tard de phénomènes hystériques. Kœnig n'aurait point montré non plus d'une manière satisfaisante s'il s'agissait d'une parésie ou d'un spasme glosso-labié. A ce propos, il communiqua une observation intéressante.

Cette malade avait déjà été l'occasion de plusieurs communications de Hertel, P. Guttmann, Bamberger, Landau, Remak père et Baginsky ; elle était atteinte d'une hémianesthésie avec hémiplégie à gauche, d'origine hystérique. Depuis 1859, elle présentait une déviation très marquée de la langue à droite. Remak démontre qu'il s'agissait bien d'un spasme lingual siégeant à droite ; on aurait pu croire qu'il y avait hémiparésie pour les muscles du visage du côté gauche, ainsi que le démontrait le fonctionnement et l'effacement relatif du sillon naso-labial à gauche. En effet, une flamme mise à 3 centimètres de la bouche n'était éteinte par la malade que lorsqu'on avait dépassé la moitié gauche de l'ouverture buccale ; mais les autres symptômes indiquaient qu'il s'agissait d'un hémispasme du côté droit.

Le docteur Kœnig répondit à Remak que lui non plus ne croyait pas beaucoup à l'origine hystérique des accidents chez la malade qui fait l'objet de sa première observation ; il s'agirait plutôt d'un trouble vasculaire tel qu'il peut s'en produire dans l'artério-sclérose. Dans son travail qui allait bientôt paraître, il rappelait l'analogie qui existe entre de pareils cas et les troubles qui surviennent à la suite d'un accès de migraine, et qui peuvent consister en hémiplégies passagères et en perturbations du langage. On connait du reste, dit-il, des cas où les phénomènes paralytiques engendrés d'abord par des causes purement fonctionnelles et présentant à ce moment un caractère passager, se sont fixés ensuite par la production de véritables lésions matérielles. Il est possible que chez la malade qui fait l'objet de sa première observation, il existe une altération très petite de nature organique, dont les symptômes se trouvent exacerbés périodiquement par l'addition de troubles fonctionnels. Quant aux autres cas qu'il a rapportés, il avoue qu'il n'est point certain qu'il ait existé dans tous une paralysie faciale hystérique véritable, et non un spasme fruste. Pour les trois derniers cas, il se peut que les phénomènes parétiques, d'ailleurs très légers, soient analogues à ceux que l'on a signalés notamment dans la paralysie générale.

Le docteur Oppenheim, en réponse aux objections précédentes formulées par Remak fils, soutint que l'existence de la paralysie faciale hystérique ou plutôt fonctionnelle était hors de conteste. Après avoir rappelé un travail qu'il a fait paraître en 1889, Oppenheim cita une observation intéressante dont voici le résumé : « Un homme de 57 ans, dit-il, se présente à ma clinique au mois de novembre de l'année dernière ; il était paralysé du côté gauche. Cette paralysie était survenue subitement, sans troubles de conscience. Ceux-ci ne se seraient produits qu'un peu plus tard et auraient duré tout un jour. La bouche était fortement déviée à droite ; la commissure labiale gauche était pendante et immobile, principalement quand le malade ouvrait la bouche ; il n'y avait point de contracture hémiplégique véritable, ni spasme musculaire ; mais il existait une hémianesthésie totale gauche, et des troubles concomitants des organes des sens. L'hypnotisation et l'usage des aimants firent disparaître rapidement tous les phénomènes. » Quant aux faits rapportés par Kœnig, Oppenheim fut d'avis qu'il s'agissait dans le premier cas d'une paralysie périodique analogue à celle que l'on voit dans l'hémicrânie. Charcot et Féré ont expliqué l'arrivée de ces accidents par des spasmes vasculaires.

Le docteur Remak répondit aux orateurs précédents que vouloir séparer certaines paralysies fonctionnelles des paralysies hystériques n'était qu'une subtilité de langage, vu que les paralysies fonctionnelles traumatiques doivent rentrer dans l'hystérie traumatique. Quant aux soi-disant paralysies fonctionnelles dues à la migraine ophthalmique, elles ne méritent point ce nom, puisque plus tard elles s'accompagnent de véritables altérations matérielles.

Le 14 octobre 1892, M. Ballet, revenant de nouveau sur la paralysie faciale hystérique, communiquait à la Société des hôpitaux le fait suivant. Il s'agissait d'une paralysie faciale du côté droit, survenue chez une femme âgée de 38 ans. Il y a deux ans, elle fut prise subitement d'engourdissement des membres du côté droit, avec perte de la parole d'abord, puis bégaiement. Mais ces symptômes ne persistèrent pas, ils disparurent au bout de quelques heures. Le 11 septembre 1892, au moment où elle rangeait dans un casier des caractères d'imprimerie, sans motif apparent, elle fut reprise des mêmes phénomènes que précédemment. Il devint impossible à la malade de prononcer la moindre parole. M. Ballet la vit à Sainte-Anne trois jours après le début des accidents. Il n'y avait plus de paralysie, mais bien une aphasie hystérique typique ; en outre, déviation de la langue à droite et paralysie non douteuse du facial inférieur droit. « Les muscles de la face, dit M. Ballet, se contractaient bien lorsque la malade riait ou pleurait, mais ils avaient

complètement cessé d'obéir à la volonté quand cette
femme voulait exécuter des mouvements unilatéraux,
comme relever ou abaisser la commissure labiale droite.

« J'ajoute que la maladie était agraphique et cette agraphie a persisté près de huit jours en s'atténuant progressivement. Je ne fais que signaler cette particularité, qui
a pourtant son intérêt ; on sait, en effet, que l'agraphie n'accompagne pas d'habitude l'aphasie hystérique.
M. Charcot (*Leçons du mardi*, 1888) et M. Lépine (*Revue
de médecine*, 1891) ont cependant rapporté chacun un
fait de cet ordre.

« J'arrive aux particularités qui doivent faire l'objet spécial de cette communication. Les troubles présentés par
la malade se sont depuis quelques jours considérablement amendés. En ce qui concerne le langage articulé,
cette femme a recouvré complètement le souvenir des
images motrices des mots. Aujourd'hui elle n'est plus
aphasique, mais comme vous pouvez en juger, elle arti-
cule mal les syllabes ; elle ne bégaie pas, comme cela
a lieu souvent en pareil cas, elle scande, et son parler
a plus d'une analogie avec celui de la sclérose en plaques.

« Quant à la paralysie faciale, et c'est le fait sur lequel
je veux insister, vous pouvez remarquer ce qui suit :
1° au repos, il n'y a pas trace d'asymétrie, rien ne révèle
un trouble notable de la motilité de l'un ou de l'autre
côté ; 2° lorsqu'on commande à la malade de relever ou
d'abaisser la commissure droite, de la porter en dehors,
elle exécute ces divers mouvements sans difficulté n
consciente ni apparente ; 3° mais lorsque cette femme
parle, vous pouvez le constater, tandis que la joue et la
commissure gauches exécutent les mouvements qu'exige
la prononciation des diverses syllabes, la commissure
droite reste immobile, la joue flasque se tend parfois
sous l'influence de la propulsion de la colonne d'air, si

bien que la malade, à droite, *fume la pipe* en parlant.

« Nous avons donc affaire ici à une paralysie faciale des plus nettes, mais à une paralysie faciale qui se manifeste seulement à l'occasion des mouvements que nécessite la parole. En d'autres termes, cette paralysie est une paralysie nettement *systématisée*.

« Ce que nous constatons là rappelle ce qu'on voit dans l'astasie-abasie. Les individus affectés de ce trouble ne sont pas, à proprement parler, paralysés des membres inférieurs, puisqu'ils peuvent les mouvoir parfaitement au lit. L'impotence des membres se manifeste seulement lorsqu'il s'agit de se tenir debout (astasie) ou de marcher (abasie). M. Babinski, il y a quelques mois, a communiqué ici même l'observation d'une malade qui, contrairement aux abasiques, pouvait marcher, mais ne pouvait pas, au lit, exécuter les mouvements de flexion du pied ou de la jambe. Dans tous ces faits, il s'agit de paralysies spéciales ne se produisant qu'à l'occasion de certaines catégories de mouvements, de paralysies *systématisées*, en un mot. C'est bien à une paralysie de cet ordre qu'on a affaire chez ma malade, puisque chez elle l'impotence ne s'accuse qu'à l'occasion de la parole et fait défaut au contraire dans toute la série des autres actes auxquels concourent les muscles de la face.

« Je n'entre pas dans plus de détails, notamment sur la pathogénie de ces paralysies systématisées, que l'on commence aujourd'hui à entrevoir avec quelque clarté. Je reviendrai sur cette question en publiant l'observation au complet. Je tenais seulement à faire constater par la Société l'un des troubles que je me propose de décrire avec tous les détails que le cas comporte. »

M. Féré fit, à propos de la communication de M. Ballet, les remarques qui suivent :

« L'observation que vient de nous communiquer M. Ballet est sûrement fort intéressante ; mais je ne crois pas que la systématisation de l'impotence soit si bien établie qu'il l'a dit. Il me semble qu'il reste des traces de paralysie faciale et que le pli naso-génien est plus effacé à droite qu'à gauche. D'autre part, les mouvements d'articulation sont des mouvements beaucoup plus délicats que les mouvements qui ont pour effet de produire un rire forcé ou une grimace ; si l'impotence se manifeste davantage dans les mouvements d'articulation, cela ne prouve pas que ces derniers soient exclusivement atteints. Souvent, dans les impotences en apparence localisées ou systématiques des hystériques, comme dans celles d'autres malades, il existe une impotence générale des muscles incriminés, impotence dont on ne peut révéler la présence ou l'absence que par l'étude délicate de l'énergie, de la rapidité et de la précision des mouvements. J'ai déjà insisté souvent (1) sur la nécessité de cette étude : j'ai toujours trouvé des troubles de la motilité générale quand je les ai cherchés dans les cas d'impotence en apparence systématique où ils paraissent manquer à première vue : aphasie hystérique ou organique, agraphie, bégaiement, mutité, etc. La comparai-

(1) M. Ch. Féré. *Notes sur le temps de réaction chez les hystériques et les épileptiques* (C. R. Soc. de Biologie, 1889, p. 67). — *Les épilepsies et les épileptiques*, 18 0, p. 194. — *L'énergie et la vitesse des mouvements volontaires* (Revue philosophique, 1889). — *Note sur la physiologie de l'attention* (ibid., 1890). — *Note sur l'exploration des mouvements de quelques muscles de la face* (C. R. Soc. de Biologie, 1890, p. 619). — *Influence de l'exercice musculaire sur l'énergie, la rapidité et l'habileté des mouvements volontaires chez un bègue* (ibid., p, 676). — *Etude physiologique de quelques troubles d'articulation* (Nouv. Incon. de la Salpêtrière, 1890, p. 168). — *Note sur l'exploration des mouvements des lèvres* (C. R. Soc. de Biologie, 1891, p. 617). — *Note sur la dynamométrie comparée des fléchisseurs des doigts et élévateurs de la mâchoire* (ibid., p. 663). — Ch. Féré et P. Ouvry, *Note sur l'énergie et la vitesse des mouvements volontaires considérés dans l'hémiplégie par lésion cérébrale, dans l'amyosthénie hystérique et en particulier dans la surdi-mutité* (Journ. de l'anat. et de la phys., 1892, p. 484).

son que M. Ballet a faite des troubles de sa malade avec l'astasie-abasie ne m'arrête pas dans mon doute; dans le cas d'astasie-abasie on n'a jamais fait d'examen dynamo-métrique et chronométrique suffisant, pour permettre d'affirmer que l'impotence est rigoureusement systéma-tique et affecte exclusivement un mouvement adopté. »

Voici la réponse de M. Ballet aux objections précédentes :

« Je répondrai à M. Féré qu'il ne me semble pas diffi-cile de nous entendre. Je ne mets pas en doute que dans les paralysies les mieux systématisées, les mouvements qui ne rentrent pas dans la *systématisation*, qu'on me passe ce mot, puissent être à un certain degré intéressés. A côté des troubles paralytiques grossièrement évidents chez ma malade, y en a-t-il d'autres que des mensura-tions délicates, possibles peut-être pour la langue, mais inapplicables aux autres muscles, révéleraient si elles étaient faisables ? C'est possible. Je tiens toutefois à vous faire remarquer qu'il ne me semble pas y avoir, comme le dit M. Féré, de différence entre le pli naso-génien droit et gauche quand la figure est au repos. Je sais bien que dans le cas d'astasie-abasie, il n'y a pas toujours une intégrité absolue des mouvements autres que ceux qui concourent à la station ou à la marche. Je n'oublie pas que, dans le cas de M. Babinski, la malade, si elle pouvait marcher, ne le faisait pas avec la même aisance qu'à l'état normal. Je rappellerai même que la paralysie faciale, chez la femme que je vous ai montrée, a intéressé tous les mouvements volontaires à droite avant de se limiter à ceux qui concourent à la parole. Tout cela n'empêche pas qu'il y ait un contraste frappant chez les abasiques entre la puissance des mouvements lorsqu'ils sont au lit, et leur impotence lorsqu'ils veulent marcher. Pareil contraste existe chez ma malade entre l'inertie remarquable des muscles de la face à droite lorsqu'elle parle, et l'intégrité au moins apparente des mouvements de ces muscles lorsqu'il s'agit de rire, de pleurer, de porter volontairement la commissure en haut et en dehors.

« Je ne sache pas que semblable fait se soit jamais rencontré dans une paralysie de cause organique ; il suffit dès lors, pour que nous soyons en droit non seulement de connaître (ce qui n'est pas contesté) la nature hystérique du trouble, mais pour que nous soyons conduit à attribuer à ce trouble une physiologie pathologique spéciale, celle qui explique, dans l'état actuel de la science, les anesthésies et aussi les amnésies systématisées dont les paralysies, comme celle que je viens de vous montrer, ne sont qu'un cas particulier. »

Dans une communication à la Société médicale des hôpitaux, le 28 octobre 1892, sur les paralysies systématiques hystériques, M. Babinski, rappelant le cas récemment communiqué par M. Ballet, fit remarquer que cette observation rentrait bien dans le groupe des paralysies pour lesquelles il propose le nom de *systématique*. « Les paralysies de ce genre, dit-il, sans être absolument propres à l'hystérie, appartiennent surtout à cet état pathologique, et je suis convaincu qu'on en observera de nouveaux exemples ».

Revenant sur les faits que nous étudions, il rappelle que chez la malade de M. Ballet, on retrouvait les caractères suivants : 1° les mouvements unilatéraux des commissures peuvent être exécutés des deux côtés avec la même facilité ; 2° lorsque la malade parle, tandis que le côté gauche de la face fonctionne normalement, la commissure droite reste immobile. On peut observer des phénomènes analogues dans les cas dont il résume l'histoire. Chez le nommé Bar..., déjà observé par M. Ballet et par M. Charcot, l'état local s'est quelque peu modifié depuis cette époque. « Il s'agit, dit M. Babinski, comme dans le cas précédent, d'une paralysie systématique, mais les troubles moteurs sont répartis d'une façon toute différente.

« En effet ici : 1° lorsque le malade parle, siffle, les deux côtés de la face fonctionnent, à peu de chose près de la même façon ; 2° les mouvements unilatéraux de la lèvre et de la commissure du côté gauche sont normaux ; ceux de la lèvre supérieure et de la commissure du côté opposé sont presque complètement abolis ; l'élévation de la commissure droite en dehors et en haut est tout à fait impossible ; le malade peut faire mouvoir la commissure droite en arrière dans le plan horizontal, mais l'étendue de ce mouvement est extrêmement limitée ; l'élévation exclusive du côté droit de la lèvre supérieure est impossible ; le malade peut toutefois le faire mouvoir dans une très faible mesure quand il cherche à élever toute la lèvre supérieure.

« J'attirerai dans quelques instants votre attention sur d'autres particularités qui concernent ce cas. Pour le moment, qu'il me suffise de vous faire remarquer que ces deux observations peuvent être considérées comme le complément l'une de l'autre.

« Il s'agit, dis-je, dans le cas que je vous présente, d'une paralysie faciale systématique. On serait peut-être en droit de me faire une objection à cet égard ; on pourrait dire, en effet, que cette dissociation des divers mouvements est due à ce que, parmi les muscles de la face, les uns, ceux qui meuvent la lèvre supérieure et la commissure (grand et petit zygomatiques, élévateur de la lèvre supérieure, risorius de Santorini) sont paralysés et que les autres, ceux qui fonctionnent dans l'acte de parler, de siffler (orbiculaire des lèvres, buccinateur) ont conservé l'intégrité de leurs fonctions. Il me semble toutefois que ces deux derniers actes exigent pour être exécutés, comme ils le sont chez ce malade, un certain concours de la part des muscles qui sont ici paralysés relativement aux mouvements unilatéraux de la commissure et de la lèvre, et que, par suite, il est légitime de ranger ce cas dans le groupe des paralysies systématiques.

« Les paralysies faciales hystériques sont-elles seules systématiques? Je n'oserais l'affirmer, mais je crois en tout cas que, lorsqu'il y a un contraste aussi prononcé que dans le cas de M. Ballet et dans le mien entre les diffé-rentes façons dont se comportent les muscles faciaux suivant la nature des mouvements qu'ils ont à exécuter, la nature hystérique de l'affection est très probable.

« Je désire encore faire part à la Société de quelques observations que j'ai faites sur des malades atteints de paralysie faciale hystérique, et qui seront peut-être de nature à augmenter le nombre des signes qui permettent de distinguer cette affection de la paralysie faciale due à une lésion organique de l'encéphale.

« Je ne parlerai pas de la bilatéralité de la paralysie et de l'anesthésie concomitante signalées par M. Chante-messe, de ce fait que cette paralysie peut exister sans qu'il y ait d'hémiplégie des membres, de ce que cette paralysie s'accompagne souvent (Kœnig) d'un spasme dans les muscles du cou et de l'épaule du côté non para-lysé; je n'ai rien de spécial à ajouter à ce qui a été dit à cet égard.

« M. Kœnig se demande si cette particularité souvent observée par lui, à savoir que la parésie est surtout mar-quée au repos, constitue un nouveau caractère distinctif de la paralysie faciale fonctionnelle. L'observation de Bar... permet de répondre à cette question par la néga-tive.

« La paralysie faciale hystérique, a-t-on dit, est une pa-ralysie peu accentuée. Je ne saurais complètement sou-scrire à cette opinion. Comme vous avez pu le voir, à certains points de vue, la paralysie faciale est très pro-noncée chez le nommé Bar..., et il est tout à fait exceptionnel que dans une paralysie organique cérébrale les mouvements unilatéraux de la face soient presque totalement abolis, comme ils le sont ici. Il serait plus exact de dire que l'asymétrie de la bouche est toujours légère. En ce qui concerne les déviations buccales très marquées qu'on observe parfois dans l'hystérie, elles sont manifestement d'origine spasmodique et n'appartiennent pas à la paralysie.

« La parésie faciale peut s'accompagner de spasme dans les muscles de la face du côté opposé. Je citerai plus loin des faits de ce genre que j'ai observés.

« Parfois une parésie faciale hystérique s'associe à un spasme de la langue.

« M. Ballet a insisté sur la mobilité de ces paralysies, très marquées un jour, beaucoup moins accusées le lendemain ou quelques jours après. Je partage tout à fait cette manière de voir; j'irai même dans cette voie plus loin que notre collègue; ces paralysies peuvent se modifier non seulement au point de vue de l'intensité, mais aussi en ce qui concerne leur modalité et cela, non seulement d'un jour à l'autre, mais même d'un instant à l'autre; j'ai pu constater, en effet, en examinant attentivement un malade de ce genre, en lui faisant faire des exercices divers destinés à étudier de près les caractères de l'affection, en électrisant ses muscles, j'ai pu constater, dis-je, que l'aspect de la paralysie dont il était atteint avait subi, dans l'espace de temps que mon examen avait duré, une modification sensible.

« Je vais enfin rapporter succinctement deux observations intéressantes par quelques particularités dignes d'être mentionnées.

Le nommé Lec..., qui a joui jusque dans ces derniers temps d'une santé parfaite, est sujet, depuis la fin de septembre 1892, à des douleurs de tête assez violentes. Tout d'un coup, dans la matinée du 10 octobre, il est pris, en s'habillant, d'un étourdissement ; toutefois, il ne tombe pas ; il lui est possible de s'asseoir sur une chaise et il perd alors connaissance ; il reste ainsi comme endormi de six heures à dix heures. Puis il revient à lui et se trouve en état de se lever et de marcher, mais la jambe droite est lourde ; le membre supérieur est presque complètement paralysé.

Le malade se présente le 12 octobre à la consultation du Bureau central où je l'examine et d'où je l'envoie à l'Hôtel-Dieu, dans le service de M. le Dr Labbé, qui m'autorise à m'en occuper, ce dont je le remercie vivement.

État du malade le jour de son entrée. — Le membre inférieur droit est plus faible que celui du côté opposé, mais la marche est possible.

Les mouvements du bras et de l'avant-bras droit sont presque complètement abolis, ceux de la main et des doigts sont conservés, mais sont très faibles.

Hémianesthésie sensitivo-sensorielle légère du côté droit.

Réflexes tendineux normaux.

Paralysie faciale. — Les phénomènes paralytiques occupent presque exclusivement le domaine du facial inférieur.

Pour ce qui est des muscles innervés par le facial supérieur, rien d'anormal, si ce n'est que l'occlusion de l'œil droit semble un peu plus difficile que celle de l'œil gauche.

La commissure droite est située au-dessous de la gauche, mais au repos, la déviation, tout en étant manifeste, est peu marquée. Elle s'accentue notablement quand le malade ouvre la bouche, alors aussi les deux lèvres sont plus écartées l'une de l'autre et les dents de la mâchoire inférieure sont plus à découvert à droite qu'à gauche.

Lorsque la langue est hors de la cavité buccale, elle se dévie notablement à droite, mais sans subir aucune torsion ; de plus, le malade peut la porter volontairement à gauche jusqu'à la commissure et dans tous les autres sens.

A l'état de repos, le sillon naso-labial droit paraît un peu effacé relativement à celui du côté opposé, mais quand le malade rit, le sillon droit est au contraire plus accentué que le gauche et la commissure droite se relève.

Pas de secousses dans les muscles de la face,

Le malade exécute bien plus difficilement les divers mouvements unilatéraux de la commissure du côté gauche que du côté droit. Il dit, d'autre part, que les aliments s'accumulent parfois entre les lèvres et les gencives du côté droit.

14 octobre. A la suite d'une faradisation énergique du membre supérieur droit de quelques minutes de durée, le malade en recouvre en partie l'usage ; il lui est possible de fléchir l'avant-bras sur le bras et de soulever le bras bien au-dessus de l'horizontale.

28 *octobre.* La paralysie des membres s'est encore atténuée ; les troubles de la sensibilité persistent. Les réflexes tendineux sont normaux. La déviation buccale au repos n'est plus guère perceptible ; elle apparaît à l'ouverture de la bouche. La langue se dévie toujours à droite quand elle est hors de la cavité buccale. Les mouvements unilatéraux sont toujours bien plus difficiles à gauche qu'à droite.

« Il s'agit là incontestablement d'une hémiplégie hystérique ; les résultats obtenus par l'électrisation du membre supérieur suffisent à l'établir. Mais le premier jour le diagnostic présentait quelques difficultés : la paralysie était bien plus marquée que l'anesthésie ; l'affection s'était développée brusquement sans avoir été précédée de manifestations hystériques et, à première vue, la déviation faciale paraissait identique à celle qu'on observe dans l'hémiplégie organique. Mais en y regardant de plus près on constatait là un phénomène en apparence paradoxal qui m'a mis sur la voie du diagnostic. *En effet, tandis que le sens de la déviation des lèvres et de la langue semblait indiquer l'existence d'une hémiplégie faciale droite, on pouvait reconnaître, et aujourd'hui encore cette singularité est manifeste, que les mouvements unilatéraux de la face étaient bien plus aisés et plus étendus du côté droit que du côté gauche.*

« Je ne sache pas que l'on ait observé dans l'hémiplégie organique un fait analogue.

« Dans l'observation V du travail de Kœnig la même particularité est signalée,

Le nommé Bou..., âgé de cinquante-six ans, après avoir ressenti pendant quelques jours des douleurs de tête, est pris subitement le 20 juin 1891 d'un étourdissement suivi d'une perte de connaissance qui dura six heures. Quand il revient à lui, il s'aperçoit qu'il est paralysé du côté gauche. Quelque temps après, il entre à l'hôpital Cochin. Je constate une hémiplégie gauche avec hémianesthésie ; la paralysie prédomine dans le membre supérieur.

La faradisation modifie très rapidement cet état, et le malade sort, peu après son entrée, complètement guéri.

En juillet 1892, je le retrouve à l'Hôtel-Dieu annexe. Il me dit qu'il s'est très bien porté pendant près d'une année et que l'hémiplégie s'est reproduite, il y a de cela un mois, à la suite d'une nouvelle perte de connaissance.

Il existe une hémiplégie gauche plus prononcée au membre supérieur qu'à l'inférieur avec hémianesthésie sensitivo-sensorielle. De plus, il y a des troubles moteurs du côté de la face. La commissure gauche semble un peu abaissée. Lorsque Bou... ouvre la bouche, l'asymétrie disparaît d'abord, puis, quelques instants après, elle reparait, mais sous une autre forme : les deux lèvres sont plus écartées l'une de l'autre à droite qu'à gauche et les deux commissures sont au même niveau.

Les mouvements unilatéraux de la commissure gauche sont presque complètement abolis. Ceux de la commissure droite sont normaux.

Parfois, certains jours seulement, on remarque quelques secousses dans la partie droite de la lèvre supérieure, qui soulève un peu la commissure correspondante.

Dans l'acte de siffler, le côté droit de la bouche semble à première vue entrer seul en activité, mais en y regardant de plus près, on voit qu'alors, du côté gauche, les deux lèvres sont rapprochées l'une de l'autre, et qu'il faut un certain effort pour les écarter mécaniquement.

Quand le malade souffle, le côté droit de la bouche se distend seul ; la joue ainsi que les lèvres du côté gauche restent appliquées contre les gencives et les dents et on éprouve une résistance assez marquée si on cherche à les en séparer par une traction.

La paralysie des membres s'atténue rapidement à la suite de pratiques électrothérapiques.

Les troubles moteurs de la face subissent pendant le séjour du malade à l'hôpital plusieurs modifications successives sur lesquelles il serait trop long d'insister.

« Il s'agit incontestablement d'une paralysie hystérique; il n'est pas nécessaire que je cherche à justifier ce diagnostic.

« Le côté gauche de la face est paralysé à certains égards d'une façon presque absolue, puisque les mouvements unilatéraux y sont à peu près complètement abolis; et cependant dans l'acte de siffler et de souffler les muscles du côté gauche, sans exécuter les mouvements qui y sont appropriés, fonctionnent avec activité et se comportent tout autrement que dans un cas d'hémiplégie faciale organique.

« On a affaire à une forme singulière de paralysie hystérique systématique. De plus, les secousses intermittentes de la lèvre supérieure à droite indiquent qu'il existe de ce côté un spasme de la face qui s'associe à la paralysie siégeant du côté opposé.

« Comme on le voit, la paralysie faciale hystérique se présente sous des aspects multiples. Je viens de passer en revue les différents caractères qui peuvent permettre de la reconnaître; mais s'il me fallait indiquer en quelques mots un moyen pratique de distinguer cet état pathologique, voici ce que je serais tenté de dire :

« *Dans la paralysie faciale hystérique on observe presque toujours quelque singularité, étrangère à l'histoire clinique de l'hémiplégie faciale organique, qui met le médecin sur la voie du diagnostic.*

« Avant de terminer, je veux encore discuter une question relative à la paralysie faciale hystérique qui, contrairement à ce que l'on admet généralement aujourd'hui, ne me paraît pas résolue; je veux parler de la question de savoir si l'abaissement relatif de la commissure du côté paralysé est réellement un phénomène d'ordre paraly-

tique, c'est-à-dire dû à une faiblessse relative de la tonicité musculaire, ou bien, au contraire, si elle n'est pas
sous la dépendance d'un phénomène actif d'une contraction musculaire ou d'une contracture.

« Il faut bien remarquer, en effet, qu'une paralysie peut
porter exclusivement sur les mouvements soumis à l'influence de la volonté sans atteindre ceux qui sont le résultat de ce mode d'activité qu'on appelle la tonicité musculaire.

« C'est ainsi qu'il est très facile de provoquer, par suggestion, chez certains hystériques hypnotisés, l'abolition complète de la motilité volontaire dans les muscles d'un des
côtés de la face sans que la bouche au repos présente la
moindre asymétrie et, par suite, sans que la tonicité musculaire soit atteinte.

« M. Charcot a, comme on le sait, émis autrefois l'opinion que les déviations de la face qui se surajoutent à
l'hémiplégie hystérique sont la conséquence d'un spasme
glosso-labié unilatéral qui occupe tantôt le côté opposé à
l'hémiplégie, tantôt le même côté qu'elle (1).

« Voici les arguments principaux tirés de l'examen des
faits qu'il avait observés, sur lesquels il s'était fondé pour
soutenir cette thèse :

« 1° La langue est parfois déviée côté du de la commissure labiale la plus élevée, contrairement à ce qui a lieu
dans l'hémiplégie organique.

« 2° La déviation de la langue est souvent très accentuée
et cet organe subit une forte torsion; or, une paralysie
unilatérale de la langue est incapable de provoquer une
pareille déformation.

(1) Charcot, Spasme glosso-labié unilatéral des hystériques, *Sem.
méd.*, 1887, p. 37.

Voir aussi le travail intéressant de MM. Brissaud et Marie, *Progrès méd.*, 1887. De la déviation de la face dans l'hémiplégie hystérique.

3° Certains muscles de la face sont animés de secousses. Ce sont, soit le releveur de la lèvre supérieure et les zygomatiques du côté correspondant à la commissure la plus élevée, soit le triangulaire de la lèvre inférieure du côté correspondant à la commissure abaissée, ce qui démontre que l'asymétrie faciale est d'origine spasmodique.

« Dans les observations qui ont été publiées, ces deux dernières années, sous le titre : « Paralysie faciale hystérique », les caractères précédents faisaient défaut et l'on a été ainsi amené à admettre que l'abaissement relatif de la commissure était dû à un affaiblissement unilatéral de la puissance musculaire.

« Cette idée n'a peut-être pas été exprimée d'une façon explicite, mais elle me parait se dégager de la lecture des travaux auxquels je fais allusion.

« Il me semble intéressant de rechercher si l'analyse des faits autorise une pareille conclusion.

« Dans les observations en question, la langue était légèrement déviée du côté de la commissure abaissée, elle n'avait pas subi de torsion et il n'y avait pas de secousses dans les muscles de la face.

« Ce sont là, il est vrai, des caractères qui appartiennent aussi aux paralysies faciales qui relèvent d'une lésion organique de l'encéphale. Mais est-il légitime de déduire de ces constatations que l'abaissement de la commissure soit d'origine paralytique ? Pour ma part, je ne le crois pas.

« L'hémispasme glosso-labié peut, en effet, se présenter sous des formes frustes, ainsi que l'a dit avec raison Kœnig, comme je l'ai moi-même vu aussi bien souvent, et rien n'empêche de supposer qu'à la limite il se traduise exclusivement par une faible déviation de la langue sans torsion, et par une contracture légère de l'élévateur de la lèvre supérieure et des zygomatiques, sans accompagnement de secousses musculaires. Il est, du reste, très simple de faire apparaître par suggestion chez quelques hystériques hypnotisables, une déviation glosso-labiée de ce genre et de s'assurer en assistant à son développement qu'elle est le résultat d'un processus actif.

« De plus, on peut releverdans quelques cas de paralysie faciale hystérique certaines particularités qui me paraissent plaider en faveur de l'opinion que je soutiens.

« J'ai observé cette année à l'Hôtel-Dieu annexe un malade qui était atteint d'hémiplégie et hémianesthésie droites de nature hystérique. Le jour de son entrée, la commissure labiale droite était située au-dessous de la gauche, la langue était un peu déviée dans le même sens et il n'y avait aucune secousse dans les muscles de la face. Or quelques jours après, en examinant de nouveau le malade, je pus constater très nettement des secousses dans l'élévateur de la lèvre du côté gauche qui persistèrent depuis, et il y a tout lieu de supposer que la déviation était, dès le premier jour, liée non à la paralysie des muscles du côté droit, mais à une contracture des muscles du côté opposé.

« Je pourrais en dire autant du nommé Bou.., dont je vous ai parlé précédemment.

« Chez le malade que je viens de vous présenter, le nommé Bar..., qui est atteint d'une paralysie faciale hystérique droite et dont la commissure droite est située au-dessous de la gauche, il n'y a pas actuellement de secousses dans les muscles faciaux du côté gauche et il n'y en avait pas non plus lorsque MM. Charcot et Ballet l'ont examiné. Eh bien, il y a de cela quelque temps, il a été possible pendant une période de deux jours de faire apparaître du côté gauche un spasme très prononcé ; il suffisait pour cela de faire fermer au malade ses yeux ; une photographie que M. Valois, externe du service, a bien voulu prendre sur ma demande, et que je vais faire passer, vous montrera la commissure gauche très fortement irée en haut et en arrière. Cette image n'est que

l'exagération de la déviation que l'on observe actuellement
et il me paraît logique d'admettre que, dans ce cas comme
dans le précédent, on a affaire non à un abaissement de
la commissure droite, mais à une élévation de la
commissure gauche, ou, en d'autres termes, que l'asymétrie faciale est due à un phénomène actif.

« Enfin je vous ai montré un sujet, le nommé Lec...,
dont la commissure droite était située au-dessous de la
gauche, dont la langue était déviée à droite et qui, pour
ces raisons, semblait atteint d'une paralysie faciale droite.
Or vous avez vu que les mouvements s'exécutent dans
les muscles du côté droit de la face plus facilement que
dans ceux du côté gauche. Là encore il est bien difficile
de mettre l'asymétrie buccale sur le compte d'une
paralysie.

« Je ne me crois pas toutefois en droit d'affirmer que,
dans la paralysie faciale hystérique, la déviation de la
bouche ne puisse jamais être le résultat d'un affaiblissement musculaire, d'un trouble dans la tonicité musculaire, mais je soutiens que la réalité d'un pareil mécanisme n'est pas du tout démontrée pour le moment, et,
jusqu'à nouvel ordre, je suis plutôt porté à admettre que
l'asymétrie buccale dans la paralysie faciale hystérique
est liée à un phénomène actif, à une contracture des muscles correspondant à la commissure la plus élevée. »

« La présentation de M. Babinski, dit alors M. Ballet,
répond tout d'abord à l'objection que m'avait faite M.
Féré à la dernière séance.

« D'autre part, pour M. Babinski, l'abaissement de la
commissure est dû à un spasme du côté opposé. C'est
peut-être vrai dans un certain nombre de cas, mais
sûrement pas dans tous les cas. Chez un des malades que
vient de présenter M. Babinski, j'avais à l'Hôtel-Dieu
recherché maintes fois la contracture du côté opposé sans
la trouver. Je le présentai alors à M. Charcot qui, à

cette époque, ne croyait pas à la paralysie faciale de nature hystérique. Or, mon maître, pas plus que moi, ne trouva trace de contracture. Ce malade avait donc bien à cette époque, suivant toute apparence, une paralysie faciale pure et simple ».

M. Babinski répond en terminant : « Comme je l'ai fait remarquer dans ma communication, je ne suis pas en droit d'affirmer que la déviation de la bouche soit toujours sous la dépendance d'une contracture des muscles du côté opposé à la commissure abaissée, je soutiens simplement que le contraire n'est pas prouvé, car on peu fort bien admettre l'existence d'une contracture légère sans secousses musculaires et difficile à mettre en évidence ; de plus j'ai signalé quelques faits qui, sans résoudre la question, me semblent plaider plutôt en faveur de l'opinion que j'ai formulée ».

ÉTIOLOGIE

Le titre même de l'affection indique la cause qui la détermine. C'est bien en effet l'hystérie qu'il faut incriminer, et, comme le dit Kœnig, vouloir par exemple admettre avec Oppenheim des névroses traumatiques, ou des névroses par intoxication, c'est jouer avec les mots; car il paraît bien certain que tout cela doit rentrer dans l'hystérie, ainsi que le prouvent les remarquables travaux de la Salpêtrière. Mais, étant admise l'existence de ce facteur, tous les termes du problème ne sont pas pour cela résolus : en effet, il reste à déterminer l'influence de l'hérédité, du sexe, de l'âge, des causes occasionnelles. C'est ce que nous allons nous efforcer d'élucider, bien que nous n'ayons pu arriver à des conclusions absolument fermes; l'hystérie, ce protée clinique, a montré ici encore sa mobilité et sa diversité déconcertantes.

L'hérédité est certes une des causes les plus puissantes et les plus générales de l'état hystérique. La chose est si bien démontrée, qu'il est bien inutile d'insister là-dessus. Et cependant il suffit de jeter un coup d'œil sur les tableaux que nous avons dressés, pour voir que les commémoratifs familiaux manquent chez un grand nombre des malades qui ont été frappés de paralysie faciale hystérique. Dans les cas de Kœnig, l'hérédité manque le plus souvent. Dans le cas de Pitres, on ne savait rien sur les antécédents héréditaires, la mère de la malade n'était point nerveuse. Chez la femme âgée de 38 ans dont

M. Ballet a présenté l'observation à la Société médicale des hôpitaux, on ne trouve non plus rien de noté sur ce point important. Il n'y avait pas d'hérédité chez le malade de Tournant, et chez un des malades de Decoux (XIᵉ observation de la thèse de Decoux), il en était de même, etc... Cette absence de commémoratifs chez les parents et les collatéraux s'explique de diverses façons. Il se peut tout d'abord que certains cas dénommés paralysie faciale hystérique soient dus à un autre mécanisme, par exemple à un trouble vasculaire de l'écorce cérébrale déterminé par une attaque de migraine ophthalmique ou par l'artério-sclérose. Ce n'est point là une hypothèse à rejeter, quand on considère certaines des observations que l'on a données comme des paralysies faciales hystériques.

Mais on peut en donner d'autres raisons très valables, même en admettant l'exactitude du diagnostic. Dans la classe pauvre qui fréquente les hôpitaux, les renseignements que l'on peut obtenir au point de vue de l'hérédité se réduisent à bien peu de chose. Ces malades ne s'observent pas eux-mêmes, comment veut-on qu'ils se préoccupent de ce qui s'est passé il y a longtemps dans leur entourage? L'absence de commémoratifs héréditaires peut n'être qu'une apparence trompeuse.

Quand bien même ces antécédents manqueraient réellement, ne sait-on pas que le surmenage, le traumatisme, le chagrin, les intoxications peuvent déterminer l'hystérie chez un sujet non héréditairement prédisposé à contracter cette névrose. Or on note tous ces facteurs étiologiques chez un certain nombre de malades dont nous avons rapporté l'histoire à la fin de cette étude. Cela nous amène à dire quelques mots sur les *causes occasionnelles* qui semblent avoir préparé l'hystérie faciale dans plusieurs des cas dont nous reproduisons les observations.

L'alcoolisme et le tabagisme semblent les facteurs prin-

cipaux à incriminer chez les malades de Chantemesse.
L'alcoolisme existait chez R.., dont Decoux a rapporté
l'histoire, mais de plus, la mère était nerveuse, et un des
frères serait mort d'apoplexie. Le traumatisme, dont
Charcot a montré l'importance dans l'éclosion de certains
troubles hystériques graves (hystéro-traumatisme), a été
signalé dans plusieurs des cas de Kœnig, etc.

Nous avons recherché avec soin l'*âge* auquel s'est produite le plus souvent la paralysie faciale hystérique, et il
résulte de notre relevé statistique que, le plus souvent,
c'est un accident assez tardif, qui apparaît, non pas au
moment de la puberté, mais en général vers quarante
ans, et parfois même à un âge plus avancé. Cependant,
dans l'observation de Descroizilles et Du Pasquier, la
petite malade n'avait que neuf ans et demi.

L'influence du sexe féminin ne paraît point ici évidente comme pour beaucoup des manifestations de l'hystérie. Il semblerait plutôt, si l'on se fiait uniquement au
relevé statistique, que les hommes soient plus spécialement frappés. Ces particularités intéressantes concernant
l'âge et le sexe des sujets atteints de paralysie faciale
hystérique, s'accordent bien avec ce qu'on note sur les
antécédents personnels de beaucoup de ces malades, avec
les troubles tenaces et graves dont ils sont frappés, tels
qu'hémiplégie, hémianesthésie, troubles de la vue, et
tout cela tendrait à faire admettre, si l'on pouvait affirmer quelque chose pour une névrose aussi capricieuse,
que la paralysie faciale hystérique se rencontre surtout
dans les formes graves de l'hystérie.

PATHOGÉNIE

Comment expliquer l'existence de ces paralysies faciales hystériques? Ce sont certainement des lésions *sine materia*, car leur mobilité et leur disparition brusque souvent constatée ne s'accorderaient pas avec l'existence d'une lésion anatomique. Mais l'idée de *troubles fonctionnels* que l'on est forcé d'admettre ne résout pas la question, car l'origine de ces troubles peut être fort diverse : Est-ce un phénomène inhibitoire analogue à ceux décrits par Brown-Séquard, un trouble circulatoire passager des centres corticaux qui correspondent à la septième paire crânienne? Ou bien, comme l'admet Dumontpallier, une perturbation *psycho-motrice*, aboutissant par la perte d'images motrices, à la disparition des mouvements qui leur correspondent? Il est bien difficile de répondre nettement, les faits ne présentant pas toujours la précision désirable. D'ailleurs le fonctionnement moteur des circonvolutions cérébrales est encore loin d'être complètement élucidé.

L'idée d'une paralysie par *inhibition* doit suivant nous être rejetée, à cause du caractère de persistance des phénomènes. Certes Charcot a signalé des contractures réflexes persistant plusieurs années, et dues à des causes insignifiantes, mais permanentes, telles qu'un petit éclat de verre logé dans les tissus. Or quelle cause permanente, si insignifiante soit-elle, invoquer ici pour expliquer la durée souvent indéfinie des phénomènes paré-

tiques, durée qui a été de *sept ans* chez la malade de
M. Boinet?

C'est encore cette persistance qui permet, suivant nous,
d'éliminer, dans la plupart des cas, l'hypothèse d'un
trouble circulatoire. Descroizilles qui s'est montré parti-
san de cette origine vasculaire, soutient, il est vrai avec
raison, qu'à la suite de la migraine ophthalmique on
observe parfois des troubles parétiques très nets dans le
domaine du facial. Si, dans plusieurs observations de
paralysie faciale hystérique, nous avons noté des maux
de tête violents et mal définis, si enfin, dans un cas de
M. Chantemesse, il existait concomitamment à la parésie
de la VIIe paire, un trouble vasculaire de la rétine, est-
on autorisé pour cela à admettre avec Descroizilles et
Du Pasquier que la paralysie faciale hystérique doit rentrer dans les affections analogues à la migraine ophthalmique? « Cette paralysie relèverait, très probablement,
d'un trouble fonctionnel vasculaire siégeant au niveau
des circonvolutions, pouvant, comme la migraine ophthalmique, survenir dans maintes circonstances, et se rencontrer, non plus seulement chez les névropathes et les
irritables, mais encore chez les convulsifs et les paralytiques généraux (1) ».

Il est certain que les paralysies faciales peuvent dé-
pendre d'un trouble de circulation transitoire et ne
s'accompagnant pas d'altérations anatomiques. C'est ce
qui semble avoir existé dans la première observation de
Kœnig (2), ces troubles passagers peuvent être dus à
l'athérome, qui perturbe en effet le cours du sang et
déterminerait à un moment donné une ischémie capable

(1) *In* thèse de Decoux, page 101, et Descroizilles et Du Pasquier,
Bulletin médical, 1891.

(2) *Neurologisches Centralblatt*, 1892 : *Ueber functionnelle Stö-
rungen im Bereiche des Facialis und Hypoglossus, speciell bei func-
tionnellen Hemiplegien.*

de supprimer en grande partie le fonctionnement des
circonvolutions qu'elle atteint ; c'est ce qu'a fait remarquer Kœnig dans la discussion qui s'est élevée à la
Société de médecine de Berlin lors de la communication
de son travail. Mais alors, comment expliquer les particularités si curieuses que l'on a observées, par exemple
chez les malades de M. Babinski, chez ceux de M. Ballet,
où les troubles parétiques n'existaient que pour certains
mouvements, et ne suivaient pas non plus la distribution
du facial. Comment se rendre compte, avec un trouble
circulatoire existant dans les centres corticaux de la
VIIe paire, de l'hémianesthésie beaucoup plus marquée
que la paralysie, des troubles de sensibilité divers que
l'on observe chez la plupart des malades atteints de
paralysie faciale hystérique ? Et, d'autre part, cette
explication, bonne pour une paralysie faciale isolée, est-
elle valable quand on observe une persistance véritablement remarquable des symptômes morbides, comme
dans le cas de M. Boinet.

Ce sont ces raisons qui nous font également rejeter
l'idée d'une intoxication quelconque, urémique, tabagique, etc. Reste donc l'hypothèse de la perte des images
motrices, pour laquelle M. Babinski s'est nettement prononcé (1). « Il s'agit là incontestablement, dit-il, d'une
paralysie qui reconnait pour cause, comme toutes les
paralysies hystériques, la perte des images motrices corticales relatives à ces mouvements. Si, dans l'hystérie,
l'hémiplégie de la face s'observe bien plus rarement à
l'état de pureté que les paralysies des membres, cela tient
sans doute en partie aux conditions spéciales dans lesquelles se trouvent les muscles de la face qui, à l'état
normal, fonctionnent le plus souvent des deux côtés d'une
façon synergique ; si la plupart des images motrices cor-

(1) *Société médicale des hôpitaux*, 10 décembre 1892.

respondant aux mouvements des deux côtés de la face sont généralement associées à l'état physiologique, on conçoit fort bien que, dans les paralysies faciales psychiques, hystériques, les troubles soient ordinairement bilatéraux, soit que la paralysie occupe les deux côtés, soit qu'une hémiplégie faciale s'associe à un hémispasme du côté opposé. »

SYMPTOMATOLOGIE

DÉBUT

La paralysie faciale hystérique ne survient pas toujours de la même façon. Elle peut succéder à une attaque d'hystérie plus ou moins violente, comme cela a lieu si souvent pour d'autres manifestations de la névrose, comme l'hémiplégie, la paraplégie, l'hémianesthésie, les contractures, etc. Ainsi, dans l'observation IV de Lombroso, la malade se sentait mal à l'aise depuis huit jours. « Un matin en se levant, elle ressent tout à coup une douleur violente à la tête et au visage, du côté gauche, et cette douleur persiste jusqu'au lendemain matin, où elle perd subitement connaissance ; elle est alors prise de convulsions, et l'attaque dure environ un quart d'heure. Quand elle revient à elle, elle s'aperçoit que son œil gauche est tiré en dehors et qu'elle peut à peine soulever la paupière supérieure : la bouche est légèrement tirée vers la droite. »

Mais ce n'est pas là le type constant du début, ni même le type le plus habituel, et comme bon nombre d'autres manifestations du même genre, la paralysie faciale hystérique peut survenir en dehors des attaques.

Les attaques apoplectiformes (1) sont souvent le point

(1) Les apoplexies hystériques signalées récemment par Debove avaient déjà été entrevues par Sydenham. « Quand l'hystérie attaque le cerveau, elle produit quelquefois une apoplexie entièrement semblable à l'apoplexie ordinaire et qui se termine comme elle par l'hémiplégie. »

de départ de paralysies faciales hystériques, accompagnées presque toujours alors d'hémiplégie du côté de la face qui est atteint. L'accès apoplectique peut simuler dans certains cas celui qui succède à une hémorrhagie cérébrale ou à une embolie de la sylvienne. Parfois, pour compléter l'illusion, il y a de l'aphasie ou même de l'agraphie comme dans le ramollissement cérébral ; mais les phénomènes peuvent revêtir parfois une forme moins accusée, fruste en quelque sorte. Le premier malade de M. Babinski fut frappé de la façon suivante : « Tout d'un coup, dans la matinée du 10 octobre 1892, il est pris, en s'habillant, d'un étourdissement ; toutefois il ne tombe pas ; il lui est possible de s'asseoir sur une chaise, et il perd alors connaissance ; il reste ainsi endormi de six heures à dix heures. Puis il revient à lui et se trouve en état de se lever et de marcher ; mais la jambe est lourde ; le membre supérieur est presque complètement paralysé. »

Parfois, c'est à la suite d'une violente émotion morale que sont survenus les accidents. Dans l'observation de M. Boinet, c'est quelques heures après une frayeur très vive que se déclare l'affection. « En 1883, elle éprouva une grande frayeur à la vue d'une opération laborieuse de hernie étranglée que l'on pratiquait sur sa mère. Quelques heures après, elle fut atteinte d'une paralysie faciale droite qui, depuis sept ans, n'a subi aucune modification. »

Bien souvent aussi, les troubles parétiques de la face, surtout quand ils sont légers et systématiques, se sont établis sans éveiller l'attention du malade. Il a été impossible, dans plusieurs obervations, de trouver la date exacte des accidents ; il en fut ainsi dans l'observation de M. Ballet rapportée dans la thèse de M. Decoux: « Il ignore l'époque à laquelle remonte sa paralysie. Il y a dix mois, paraît-il, que sa femme avait remarqué une certaine déformation de son visage qui lui paraissait *plus gros d'un côté.* »

Description des troubles parétiques.

Il est impossible de donner une description d'ensemble pour tous les cas de paralysie faciale due à l'hystérie. Il semble qu'on retrouve dans cette manifestation particulière le caractère essentiellement mobile et capricieux de la névrose. On trouve en effet des dissemblances comme étendue, comme intensité, et s'il est vrai que la paralysie soit le plus souvent systématique, néanmoins l'allure des phénomènes peut être identique à ce qu'on observe dans les paralysies faciales *a frigore* ou bien succédant à une hémorrhagie cérébrale.

Etudions d'abord l'*étendue* de la paralysie. Il semble que le facial inférieur soit le plus fréquemment atteint. Le cas rapporté par M. Boinet en est un bel exemple : « Nous observons en effet une paralysie incomplète du facial inférieur, offrant le type des paralysies faciales centrales. L'orbiculaire de l'œil droit et le muscle de Horner sont respectés; le pli naso-génien est moins accusé, la commissure est abaissée, la motilité de la langue est intacte. » Parfois même il n'y a qu'une partie du facial inférieur qui soit intéressée, comme dans l'observation de M. Ballet, rapportée par M. Decoux. Dans l'observation de M. Charcot, la paralysie semblait avoir frappé de préférence le grand et le petit zygomatiques et le buccinateur. Dans nos observations personnelles, il n'y avait que le facial inférieur qui fût atteint. Mais le facial supérieur était parésié en même temps que le facial inférieur dans le cas de Gabbet, celui de Seeligmuller, et celui de Pitres.

Dans une observation personnelle de Decoux (observ. X de sa thèse), la face était atteinte d'une parésie complète du côté droit : « le malade ne peut fermer isolément que l'œil gauche... l'œil droit est plus ouvert que le gauche; la paupière inférieure semble renversée; le sourcil droit parait plus élevé que celui du côté gauche, et la paupière supérieure à droite est plus large. »

Intensité.

L'intensité des troubles paralytiques est le plus souvent *légère*, c'est bien plus communément de la *parésie* que de la paralysie véritable. Cependant, les faits ne se présentent pas toujours avec cet aspect. M. Babinski a montré que chez son malade, la paralysie était très marquée. « La paralysie faciale hystérique, a-t-on dit, est une paralysie peu accentuée. Je ne saurais complètement souscrire à cette opinion. Comme vous avez pu le voir, à certains points de vue, la paralysie faciale est très prononcée chez le nommé Bar..., et il est tout à fait exceptionnel que, dans une paralysie organique cérébrale, les mouvements unilatéraux de la face soient presque abolis, comme ils le sont ici. Il serait plus exact de dire que l'asymétrie de la bouche est toujours légère. » Dans notre première observation personnelle, la parésie, peu accentuée à l'état de repos, se voyait surtout pendant les mouvements. Cependant, la commissure était un peu tombante. On peut donc admettre plusieurs degrés dans la paralysie faciale hystérique, dont les plus nombreux sont peu accusés, et quelques autres seulement sont intenses.

Un des points les plus intéressants de la paralysie faciale hystérique, c'est que le plus souvent elle se présente sous une forme *systématique.*

Les paralysies systématiques, qui ont été principalement étudiées par l'École de la Salpêtrière, semblent se rencontrer exclusivement parmi celles qui sont d'origine hystérique. Voici le sens dans lequel on doit comprendre ce mot *paralysie systématique*, créé récemment par M. Babinski. « J'ai proposé de désigner par cette dénomination les troubles moteurs de nature hystérique qui, atteignant un groupe de muscles, ne portent que sur un ou plusieurs des divers systèmes de mouvements que celui-ci est appelé à exécuter ». En un mot, il s'agit d'une affection du genre de celles réunies par Charcot et ses élèves, sous le nom d'*astasie-abasie*. Dans une observation récente de M. Ballet, la paralysie faciale hystérique ne se manifestait qu'à l'occasion des mouvements nécessités par la *parole*. Les observations de MM. Ballet, Chantemesse, Charcot, en offrent des exemples.

Dans le cas de M. Decoux, à l'état de repos, l'asymétrie faciale n'était pas très prononcée, la déviation vers la droite était légère. Cependant, les sillons étaient moins prononcés à gauche, et les reliefs musculaires moins apparents. La lèvre supérieure, dans sa moitié gauche, était abaissée et oblique. Il en était de même de la lèvre inférieure, et l'interstice des deux lèvres présentait la forme d'un S italique horizontal, mais irrégulier et un peu oblique. Tous ces phénomènes étaient très légers, mais quand on faisait parler le malade, on s'apercevait qu'à gauche la face était une sorte de masque muet. Les autres mouvements s'accomplissaient encore à gauche, mais avec plus de difficulté qu'à droite. Le mouvement d'écartement de la commissure dans le plan horizontal continuait à se faire normalement (1er obs. de la thèse de Decoux).

Le malade étudié successivement par M. Charcot et M. Babinski présentait les troubles suivants : 1° lorsque le malade parlait ou sifflait, il y avait à peu près égal fonctionnement des deux côtés de la face ; 2° les mouvements unilatéraux de la lèvre supérieure et de la commissure du côté gauche étaient normaux. Mais ceux de la lèvre supérieure et de la commissure du côté opposé étaient presque complètement abolis.

Chez un malade (Lec...), dont M. Babinski a présenté l'observation à la Société des hôpitaux en 1892, on constatait les symptômes suivants du côté du facial paralysé : « Les phénomènes paralytiques occupent presque exclusivement le domaine du facial inférieur. Pour ce qui est des muscles innervés par le facial supérieur, rien d'anormal, si ce n'est que l'occlusion de l'œil droit semble un peu plus difficile que celle de l'œil gauche. La commissure droite est située au-dessous de la gauche, mais au repos, la déviation, tout en étant manifeste, est peu marquée. Elle s'accentue notablement quand le malade ouvre la bouche. Alors aussi les deux lèvres sont plus écartées l'une de l'autre, et les dents de la mâchoire inférieure sont plus à découvert à droite qu'à gauche. » Mais cependant, comme il y avait *spasme* à gauche, les mouvements étaient bien plus faciles à droite. Ce fait mit immédiatement M. Babinski sur la voie du diagnostic.

Les faits de paralysie systématique sont encore plus prononcés dans le deuxième cas (Bou...) de M. Babinski. « La commissure gauche semble un peu abaissée. Lorsque le malade ouvre la bouche, l'asymétrie disparaît d'abord, puis, quelques instants après, elle reparaît, mais sous une autre forme. Les deux lèvres sont plus écartées l'une de l'autre à droite qu'à gauche, et les deux commissures sont au même niveau.

« Les mouvements unilatéraux de la commissure gauche sont presque complètement abolis. Ceux de la commissure droite sont normaux. Parfois, à certains jours seulement, on remarque quelques secousses dans la partie droite de la lèvre supérieure, qui soulèvent un peu la commissure correspondante. Dans l'acte de siffler, le côté droit de la bouche semble à première vue entrer seul en activité. Mais en y regardant de plus près, on voit qu'alors, du côté gauche, les deux lèvres sont rapprochées l'une de l'autre, et qu'il faut un certain effort pour les écarter mécaniquement. Quand le malade souffle, le côté droit de la bouche se distend seul. La joue, ainsi que les lèvres du côté gauche, restent appliquées contre les gencives et les dents, et on éprouve une résistance assez marquée si on cherche à les en séparer par une traction. » Là encore il existait du côté opposé à la paralysie un spasme de la face. C'est au spasme de la face que M. Babinski attribuait la déviation des commissures.

Cependant, l'aspect de ces paralysies faciales hystériques est si multiple et si changeant, qu'il ne faut pas s'attendre à rencontrer ce caractère de systématisation dans tous les cas. Ainsi, dans notre observation personnelle, elle manquait totalement. La paralysie faciale se comporte alors comme celles qui sont dues à une cause organique, et dont le type est trop connu pour que nous ayons besoin d'insister.

Du reste, la paralysie faciale hystérique ne se montre simple, comme symptôme isolé, que dans quatre des observations connues jusqu'ici. Presque toujours elle est accompagnée d'une hémiplégie siégeant du même côté, et qui pourrait faire croire à l'existence d'une hémorrhagie cérébrale, parfois d'une hémiplégie siégeant du côté opposé (thèse de Tournant).

Mais, même lorsque cette hémiplégie existe, le diagnostic n'est point trop embarrassant. La paralysie qui atteint le membre supérieur et le membre inférieur n'offre pas tout à fait le type de celles qui relèvent d'une lésion organique. Ainsi, chez les individus atteints de lésions cérébrales foyer, le membre inférieur paralysé, au lieu d'être porté directement en avant au moyen de la flexion de la jambe et de la cuisse, comme cela se fait chez les individus normaux, ne peut plus être placé devant le membre inférieur sain que grâce à un mouvement d'abduction qui fait décrire au pied du côté malade une demi-circonférence dont le pied du côté sain marquerait le centre. Pendant cette manœuvre, on voit le membre inférieur paralysé rester dans l'extension.

Lorsqu'au contraire il s'agit d'une paralysie hystérique, le membre inférieur atteint n'est plus porté en avant, mais *traîné* à la suite du membre sain, c'est-à-dire que la malade porte toujours la même jambe en avant (démarche de Todd). Le membre inférieur paralysé est le plus souvent un peu fléchi, et non pas étendu, comme dans le cas de lésion organique.

Enfin, on constate le fait suivant qui, bien qu'il ne soit pas un caractère absolu, n'en a pas moins une importance considérable. Dans l'hémiplégie vulgaire, le membre inférieur est notablement moins atteint que le membre supérieur, et c'est le contraire dans l'hémiplégie hystérique.

Dans presque tous les cas de paralysie faciale hystérique avec hémiplégie, on constate, en même temps que les troubles paralytiques, des troubles sensitifs variés, tels que l'hémianesthésie, le rétrécissement du champ visuel, e' parfois des plaques d'hyperesthésie (Oulmont) qui, lorsqu'elles existent d'une façon bien nette, doivent éveiller immédiatement le soupçon d'hystérie. Ces plaques d'hyperesthésie étaient fort nettes dans l'observation VII de Kœnig, où on les rencontrait : 1° dans la région sus-hyoïdienne, sur la ligne médiane; 2° au coude, entre l'olécrane et le condyle interne ; 3° au poignet, sur le bord externe; 4° au pouce gauche; 5° sur l'hypocondre gauche.

L'anesthésie est souvent dissociée, et, dans la première observation de Kœnig, la sensibilité au froid était normale, tandis que la sensibilité à la chaleur avait en grande partie disparu.

Parfois il peut exister de la contracture dans les membres (observation VII de Kœnig), et surtout du spasme du cou et de la nuque (obs. IV de Kœnig), de telle sorte que les mouvements de la tête sont difficiles du côté où existe le spasme.

Le spasme de la face est encore plus fréquent, et le plus souvent il s'accompagne du spasme de la langue.

C'est le spasme glosso-labié de l'École de la Salpêtrière.

Dans la grande majorité des cas, la réaction électrique a été normale, et les muscles ne semblent pas s'atrophier. Cependant, ici encore, on ne peut généraliser ce caractère à tous les cas, car, dans une observation (Pitres) la réaction électrique n'a pas été normale.

MARCHE ET PRONOSTIC

La paralysie faciale hystérique participe de la mobilité
et du caprice de l'hystérie, dont elle n'est qu'un simple
accident, affection *sine materia*, sans lésion anatomique
durable, résidant par conséquent dans une perturbation
purement fonctionnelle des centres nerveux, il semble
qu'elle devrait disparaître très facilement, et cependant
chez beaucoup de malades il n'en est rien ; ce n'est qu'à
la longue, au bout de plusieurs mois de traitement par
les différentes médications employées contre l'hystérie,
que l'on obtient une amélioration bien nette de ce phénomène morbide. D'autres fois cependant la paralysie faciale
hystérique disparaît brusquement comme elle était venue,
à la suite d'une attaque d'hystérie, d'une émotion vive,
etc. Enfin on l'a vue sous l'influence des troubles de la
ménopause prendre en quelque sorte une allure intermittente, c'est-à-dire s'exagérer au moment des règles et
s'atténuer dans l'intervalle de celles-ci.

Ce qu'il est fréquent d'observer, ce sont des atténua-
tions et des aggravations, sans cause bien apparente.
Ainsi certains jours il semble que tous les symptômes
parétiques notablement atténués vont disparaître, tandis
que les jours suivants on les voit reprendre toute leur
intensité primitive.

Quant à la durée de la paralysie faciale hystérique, il
n'est pas possible de dire combien persistera une
manifestation de ce genre, pas plus qu'on ne peut donner

une date pour la disparition d'une contracture, d'une hémianesthésie, d'une hémiplégie, etc.

En résumé, l'évolution peut être très courte, ou au contraire très longue.

Aussi est-il impossible de porter un pronostic ferme. Si cette affection n'expose pas la vie du malade, on ne peut nier que ce ne soit une manifestation sérieuse de l'hystérie ; un certain nombre des observations connues se rapportent à des cas qui duraient depuis plusieurs années. A cause de la longue durée possible, le pronostic ne peut être considéré comme absolument bénin,

TRAITEMENT

Le traitement de la paralysie faciale hystérique rentre dans le traitement général de l'hystérie, dont elle est une manifestation comme les autres.

On s'adressera donc aux médications variées contre l'hystérie, et qui donnent de bons résultats, telles que l'hydrothérapie et le traitement psychique.

Un traitement qui s'adresse plus spécialement à la paralysie, consiste dans l'emploi des aimants, qui agissent à la façon d'un courant électrique très faible. On applique l'aimant en tournant les deux pôles vers la partie paralysée. Deux séances d'une heure chacune suffisent chaque jour. On voit souvent, sous l'influence de l'aimant, reparaître la sensibilité avant la motilité.

En cas d'insuccès prolongé, on pourrait employer d'autres méthodes moins sûres, recourir aux plaques métalliques, aux courants faradiques intenses. Enfin, à la suggestion hypnotique, laquelle, si elle constitue un moyen puissant, doit n'être employée qu'avec circonspection : excellente pour guérir l'affection locale, elle augmente la puissance hystérique du sujet.

DIAGNOSTIC

Diagnostic positif.

Le diagnostic positif de la paralysie faciale hystérique
repose sur un certain nombre de points qui, sans être
tous de valeur égale, n'en contribuent pas moins à éclai-
rer le médecin dans les cas difficiles.

1° On peut s'appuyer tout d'abord sur les anamnestiques héréditaires et personnels. Il est certain que lorsqu'on apprend que la mère ou le père du sujet en observation étaient franchement névropathes, que les frères et
les sœurs rentrent dans la catégorie des personnes dites
nerveuses, que le malade lui-même a présenté des manifestations hystériques variées antérieurement à son attaque de paralysie faciale accompagnée ou non d'hémiplégie, l'esprit tend tout naturellement à regarder les
accidents actuels comme d'origine purement fonctionnelle, c'est-à-dire hystérique. Mais on ne relève point de
commémoratifs personnels ou familiaux chez les malades
que nous avons observés et chez beaucoup d'autres manifestement atteints cependant de paralysie faciale hystérique.

Il se peut que le sujet que l'on interroge n'ait point de
souvenirs précis, qu'il soit retenu par un faux sentiment
de respect humain, ou bien encore que les parents n'aient
présenté que des manifestations de la névrose trop
atténuées pour qu'elles aient fixé l'attention de l'entourage. D'ailleurs, comme nous l'avons dit plus haut
dans notre chapitre sur l'étiologie, l'hystérie peut se

développer spontanément sous l'influence de certaines causes débilitantes qu'ont bien mises en relief les travaux de Charcot et de ses élèves.

2° Les antécédents personnels ont manqué moins souvent que les antécédents héréditaires, mais si souvent ils ont été caractéristiques, parfois aussi ils ont manqué de netteté ou bien même il se sont présentés de telle façon que l'on aurait pu soupçonner tout d'abord autre chose qu'une paralysie sine materia du facial.

En effet, prenons nos observations personnelles : il s'agit de sujets plus tout à fait jeunes, qui n'étaient point très nerveux ni très impressionnables, qui avaient de plus des traces très accusées d'athérome. On pouvait penser que l'on avait affaire à une lésion matérielle, si l'étude détaillée des symptômes présentés par les malades n'avait fait rejeter cette hypothèse. Dans d'autres cas (observation VII et VIII de Kœnig), il y avait eu un violent traumatisme crânien, ou des antécédents syphilitiques avérés. Ici encore, on pouvait se demander si le trouble observé n'était pas dû à des altérations anatomiques des centres nerveux ou du nerf facial. Par conséquent les antécédents personnels, comme les antécédents héréditaires, ne sont pas toujours un guide certain, bien qu'il soit impossible de nier les services qu'ils peuvent rendre dans certaines circonstances.

3° Parmi les malades dont on trouvera l'histoire clinique à la fin de ce travail, quelques-uns ont vu débuter leur paralysie faciale (accompagnée ou non d'hémiplégie) à la suite d'une attaque d'hystérie (Lombroso), d'une violente émotion morale, un traumatisme (brûlure de la face au deuxième degré dans le cas de Pitres).

Ce n'est pas ainsi que se produisent les paralysies faciales organiques.

4° D'autres fois, les phénomènes parétiques sont survenus à la suite d'une attaque d'apoplexie. On sait, principalement depuis les travaux de Debove et d'Achard, que l'apoplexie peut se rencontrer dans l'hystérie, comme dans l'hémorrhagie cérébrale où l'embolie; mais elle y est rare, et l'esprit du médecin, encore peu familiarisé avec cette cause spéciale, songe bien plutôt, en pareille occurence, à une lésion organique.

5° Dans bien des cas, la paralysie faciale hystérique, d'ailleurs légère, est survenue à l'insu du malade et de l'entourage, principalement quand c'est une paralysie systématique, et le médecin n'obtient pas le moindre renseignement sur la date de sa production, et les symptômes qui ont accompagné sa venue.

Dans ce cas, et quand les renseignements héréditaires et personnels manquent également, on en est réduit à l'examen des phénomènes *parétiques et des symptômes qui les accompagnent le plus souvent.* Cet examen du reste est indispensable, car, même le sujet étant franchement hystérique, rien ne dit que sa paralysie ne soit pas due à une cause matérielle.

A. — La paralysie faciale hystérique peut être *double* comme dans le cas de Chantemesse. Or les paralysies faciales organiques existant à la fois dans les deux côtés de la face sont bien rares, si même elles existent. Il faudrait pour cela une double carie du rocher, ou un foyer hémorrhagique dans la capsule interne de chaque hémisphère.

B. — La paralysie faciale hystérique est bien plus souvent, non seulement unilatérale, mais encore limitée au domaine du facial inférieur. Or, lorsque l'hémiplégie concomitante fait défaut (comme dans deux des observations de Kœnig), on peut penser à l'hystérie, quand il n'y a ni affaiblissement très marqué de la mémoire, ni diminution évidente de l'intelligence (1), ni vertiges, ni crises

(1) A la suite d'une attaque apoplectiforme d'hystérie il peut y

epileptiformes pouvant faire songer à une lésion corticale. Du reste, les paralysies faciales *corticales* sans monoplégie ni hémiplégie sont exceptionnelles.

C. — Lors même qu'il y a hémiplégie, comme dans l'hémorrhagie cérébrale, les phénomènes parétiques présentent le plus souvent, ainsi que nous l'avons dit en y insistant dans notre chapitre sur la symptomatologie, une dissociation des plus remarquables pour certains mouvements : ceux qui sont habituels, bilatéraux, en quelque sorte involontaires, sont conservés; mais ceux qui dépendent de la mimique sont abolis.

Cette paralysie *systématique* peut manquer dans des cas qui, d'une façon certaine, relèvent de la névrose; les deux observations personnelles que nous rapportons en sont une preuve évidente. Néanmoins, les particularités mises en relief par M. Ballet et M. Babinski permettent, dans la majorité des cas, quand ces cas sont bien nets, de penser à l'hystérie. Ce qui est encore plus important, c'est que le plus souvent les troubles de la motilité sont bilatéraux, c'est-à-dire qu'il y a contracture d'un côté et paralysie de l'autre.

Diagnostic différentiel.

1° *Avec les paralysies d'origine urémique.* — Dans un remarquable travail sur les troubles cérébraux d'origine urémique, Raymond a raconté qu'il avait vu dans son service, aux incurables d'Ivry, plusieurs faits d'hémiplégie, de monoplégie, etc., d'origine urémique, qui simulaient à s'y méprendre les paralysies dues à un ramollissement cérébral. Elles étaient cependant plus fugaces, et s'amélioraient rapidement sous l'influence du régime

avoir diminution de la mémoire et aphasie ; mais ces phénomènes sont le plus souvent légers et transitoires.

lacté. Il est certain qu'il faut compter avec la possibilité de semblables accidents dans le diagnostic de la paralysie faciale hystérique, lorsqu'elle s'accompagne d'hémiplégie chez un sujet d'un certain âge. Mais il faut dire que les faits signalés par Raymond ne concordent guère avec les faits de paralysie faciale hystérique, car il s'agissait d'urinaires bien caractérisés. En tout cas, l'examen de l'urine au point de vue de l'albumine et aussi de l'urée, lèverait les doutes.

2° *Avec les paralysies congestives.* — Dans la *migraine ophthalmique*, au moment où survient un accès, on voit souvent se produire, en même temps qu'un violent mal de tête, une parésie des muscles de la face. Mais la paralysie est peu marquée, et disparaît peu de temps après l'accès. *L'athérome*, par les troubles qu'il détermine dans la circulation, crée parfois des zones de stase au niveau desquelles le fonctionnement de l'écorce cérébrale est plus ou moins compromis. Alors on voit chez les malades des troubles intellectuels, une diminution de la mémoire, des vertiges tenaces, et enfin des paralysies corticales qui peuvent intéresser la face. Mais un athéromateux peut être en même temps un hystérique, d'autant plus que l'alcoolisme, le surmenage sont des causes communes aux deux affections. On peut avoir alors, comme dans notre cas personnel, des symptômes cérébraux tenant à l'athérome, et d'autres tenant à l'hystérie, et comme la névrose est dans ces cas le plus souvent acquise, les commémoratifs n'ont pas une importance aussi grande. Mais, même dans de telles circonstances, la marche de la paralysie, une hémianesthésie plus marquée en général que l'hémiplégie des membres, le résultat rapidement heureux que produit le traitement par les aimants, font voir que l'athérome n'est pas la véritable cause des accidents.

3° — *Paralysie faciale a frigore.* Le diagnostic est en général facile, pour les raisons suivantes :

1º La paralysie faciale *hystérique* est le plus souvent localisée au facial inférieur, comme dans les cas d'origine cérébrale.

2º Les mouvements synergiques sont conservés dans beaucoup de cas de paralysie faciale hystérique, et les phénomènes parétiques peuvent même être plus marqués au repos que pendant les mouvements.

3º Il n'y a pas d'altération de l'excitabilité électrique.

4º Il existe la plupart du temps, même dans les cas où la paralysie hystérique ne s'accompagne pas d'hémiplégie, une hémianesthésie qui, dans le fait qui nous occupe, est un signe diagnostique d'une grande valeur.

Cependant toutes les paralysies faciales hystériques ne sont peut-être pas d'une reconnaissance aussi facile. M. Ballet a vu une femme nettement hystérique qui, à la suite d'un refroidissement, eut une paralysie faciale présentant tous les symptômes d'une paralysie d'origine périphérique. Mais les troubles parétiques récidivèrent à plusieurs reprises.

4º — *Paralysie faciale d'origine centrale.*

Les paralysies faciales organiques d'origine centrale se divisent comme on sait en deux grands groupes :

1º Les paralysies faciales dues à une lésion de la couronne rayonnante, lésion qui peut être transitoire ou définitive.

2º Les paralysies faciales d'origine corticale.

Toutes les deux, au moins dans la grande majorité des cas, s'accompagnent d'hémiplégie, comme cela a lieu habituellement aussi pour la paralysie faciale hystérique. Les paralysies faciales d'origine centrale, lorsqu'elles sont dues à une lésion anatomique, se localisent, comme d'ordinaire les paralysies faciales hystériques, dans le domaine du facial inférieur. Les mouvements synergiques peuvent être conservés, en partie du moins, et enfin, il s'agit plutôt d'une parésie que d'une paralysie véritable.

L'hémianesthésie n'est pas toujours un signe différentiel, car elle peut se montrer aussi dans les paralysies faciales d'origine organique, lorsqu'il y a lésion des faisceaux postérieurs de la capsule interne. Tout cela ne peut donc séparer d'une façon bien tranchée les deux genres d'affections.

Nous pouvons en dire autant du début. Si beaucoup de paralysies hystériques sont survenues sans début apparent et d'une manière pour ainsi dire insidieuse, cela se voit aussi dans les hémiplégies dues, par exemple, à un ramollissement cérébral chronique, c'est-à-dire par thrombose artérielle. D'ailleurs, comme on pourra s'en convaincre en consultant notre tableau statistique, le début bruyant par une attaque apoplectique est loin d'être rare dans les paralysies faciales hystériques.

Les commémoratifs n'offrent pas les ressources qu'on leur attribuerait volontiers; souvent l'hystérie est acquise, ou, si elle est héréditaire, elle était peu marquée chez les ascendants du malade et chez le malade lui-même. D'ailleurs, le sujet, notoirement hystérique, peut avoir une lésion organique.

Maintenant qu'on ne refuse plus à l'hémiplégie hystérique la paralysie faciale, son diagnostic est devenu singulièrement délicat. Cependant l'étude attentive des phénomènes peut fournir des indices précieux; la paralysie faciale hystérique est le plus souvent systématique, elle ne suit pas exactement la distribution du facial inférieur, elle est plus marquée pour certains muscles que pour d'autres, elle peut être plus accentuée au repos que pendant les mouvements et n'exister même que pour des mouvements spéciaux, par exemple ceux de la mimique; comme le remarque M. Ballet, les troubles parétiques sont en général légers, et souvent si peu accusés qu'ils échappent au malade et à son entourage. Ce n'est que dans quelques cas, par exemple dans le cas de M. Babinski, que la paralysie faciale a présenté une intensité véritable.

L'hémiplégie hystérique est plus marquée au membre supérieur, elle siège plutôt à gauche qu'à droite, contrairement à ce qu'on observe pour l'hémiplégie d'origine organique. Un signe différentiel plus sérieux réside dans la démarche de l'hémiplégique hystérique, dont nous avons rappelé plus haut la différence avec la démarche d'un hémiplégique par lésion cérébrale.

L'hémianesthésie n'est pas non plus absolument la même : les organes des sens semblent plus largement touchés dans l'hystérie que dans l'hémiplégie par lésion matérielle ; le rétrécissement du champ visuel d'origine organique est exceptionnel ; l'analgésie est en général profonde, elle atteint la muqueuse buccale et les articulations comme la surface cutanée. Les troubles sensitifs sont du reste étendus souvent sur une surface *fractionnée* ; il y a des maxima et des minima qu'on ne voit vraisemblablement pas quand l'hystérie n'est pas la cause de l'hémiplégie.

Enfin, comme le fait remarquer M. Babinski, les troubles de la motilité au niveau de la face sont le plus souvent *bi-latéraux* : il y a quelquefois paralysie d'un côté et spasme de l'autre.

Diagnostic avec le spasme glosso-labié.

Lorsqu'il est démontré que l'hystérie doit être mise en cause pour expliquer les troubles dans la motilité de la face, il reste encore à déterminer si l'on a affaire à des phénomènes parétiques, ou bien à des phénomènes actifs, à un spasme glosso-labié.

Les travaux de l'Ecole de la Salpêtrière sur ce point spécial sont si connus que nous croyons devoir nous borner à les rappeler brièvement. Contentons-nous de dire ici quels sont les arguments principaux invoqués par Brissaud et Marie pour distinguer le spasme glosso-labié de l'hémiplégie faciale.

1º La langue est parfois entraînée vers la commissure labiale du *côté le plus élevé*, contrairement à ce qui s'observe dans l'hémiplégie *organique*.

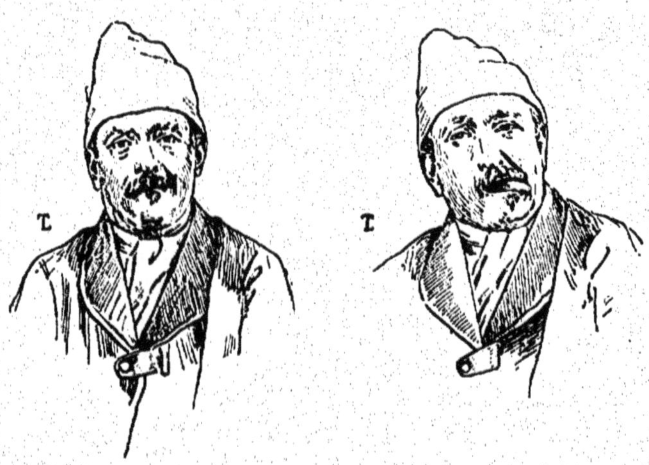

Fig. 1 et 2 : Hémispasme glosso-labié du côté gauche.

2º La déviation de la langue s'accompagne d'une torsion assez forte que ne saurait produire une paralysie unilatérale de cet organe; la pointe recourbée en crochet vient souvent buter contre la commissure et quelquefois même ne peut la dépasser. Lorsque la langue est atteinte dans l'hémiplégie faciale, elle est ordinairement peu déviée, large, étalée et non recourbée.

3º On remarque des secousses fibrillaires, surtout à l'occasion des mouvements dans certains muscles de la face, tels que le releveur de la lèvre supérieure et les zygomatiques correspondant à la commissure la plus élevée, ce qui démontre que les troubles observés sont d'origine spasmodique.

MM. Babinski et Kœnig pensent qu'outre cet aspect bien accusé, le spasme peut encore se présenter sous une forme *fruste* dans laquelle les phénomènes ne seraient plus assez marqués pour amener là torsion de la langue:

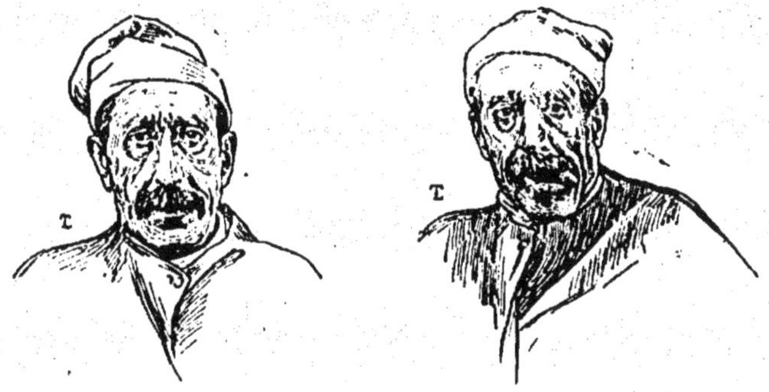

Fig. 3 et 4 : Hémispasme glosso-labié gauche.

Si l'opinion de ces auteurs est vraie, le diagnostic devient d'une extrême difficulté. Peut-être dans le cas de spasme

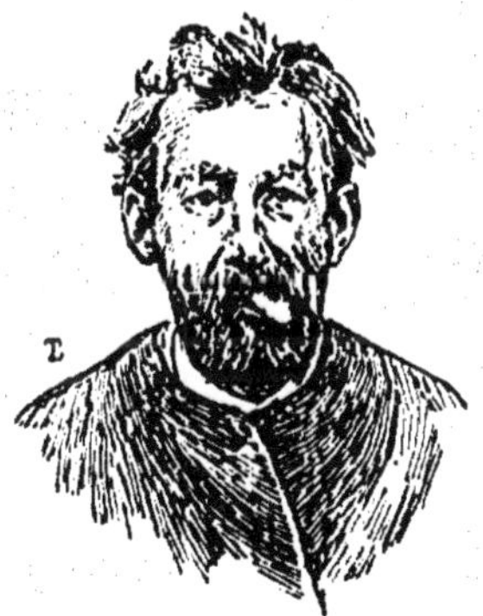

Fig. 5 : Spasme glosso-labié gauche
(La langue n'est pas tordue).

fruste y aurait-il plus de raideur dans les muscles que dans le cas de parésie, peut-être aussi pourrait-on s'appuyer sur ce fait que du côté sain, qui paraît paralysé, les mouvements sont plus facilement exécutés que du côté qui ne semble pas atteint. Enfin, grâce à la variabilité des symptômes, si l'on avait la patience d'examiner le malade minutieusement chaque jour durant un certain temps, pourrait-on surprendre à un moment donné, comme M. Babinski chez un de ses malades, un spasme bien net qui lèverait tous les doutes.

OBSERVATIONS

Observation I. (*Personnelle*)

F..., Édouard, 60 ans, porteur aux Halles.

Antécédents héréditaires. — Père mort à 64 ans (anasarque?). N'était pas alcoolique, au dire du malade.

La mère n'a jamais eu de crises de nerfs.

Deux frères et une sœur plus âgés que lui, bien portants, chez lesquels le malade n'a jamais rien remarqué d'anormal au point de vue nerveux.

Antécédents personnels. — Fièvre typhoïde à 18 ans, variole à 20 ans. Depuis cette époque, aucune maladie sérieuse. Sa santé a toujours été très bonne.

Pas de syphilis. Pas d'alcoolisme. A toujours été très sobre. Au point de vue nerveux, le malade ne trouve rien à signaler dans son passé. Il a toujours été un peu émotif et irritable.

Il y a trois ans, il a éprouvé une grande frayeur : une voiture a failli l'écraser. Il a été très impressionné par cet accident, au point que, pendant toute la journée, lorsqu'il voulait marcher, il sentait ses jambes trembler sous lui. Depuis cette époque, l'émotivité s'est accrue ; il est, dit-il, devenu très nerveux et très irritable, rit ou pleure facilement, rien qu'en voyant pleurer ou rire une autre personne.

Il y a un an environ (il avait 59 ans), vertiges fréquents, éblouissements qui l'obligent à s'asseoir à l'endroit où il se trouve, pour éviter une chute. Ces vertiges duraient quelques minutes seulement, et n'ont jamais été suivis de perte de connaissance.

A la même époque, il remarque un peu d'affaiblissement de sa vue, et une certaine diminution de la mémoire.

Il y a dix mois, il entre pour ces vertiges et pour une hémiparésie gauche à l'hôpital Tenon, dans le service de M. Oulmont.

A son entrée, on constate une diminution de la force musculaire dans le côté gauche du corps, plus marquée au membre supérieur qu'au membre inférieur. Pas de troubles de la sensibilité.

Ces troubles furent rapportés à l'athérome cérébral ; le malade présentait des artères radiales dures et sinueuses et le second bruit du cœur était fortement claqué à la base. Aucun trouble du côté de l'appareil urinaire.

Le malade fut traité par l'iodure de potassium et sortit guéri de sa paralysie et de ses vertiges qui n'ont pas reparu depuis.

Le 1er décembre 1892, le malade rentre dans le service. Depuis environ trois semaines, il éprouve des fourmillements dans le membre supérieur et le membre inférieur du côté gauche, surtout aux extrémités.

D'autres fois, ce sont des crampes : il arrive que les doigts de sa main gauche se ferment malgré lui, et il est obligé d'employer les doigts de l'autre main pour les ouvrir.

En même temps, il remarque que son bras gauche s'affaiblit beaucoup. L'affaiblissement du membre inférieur est moins net ; la marche s'exécute sans claudication sensible pour le malade; il s'aperçoit seulement que la jambe gauche se fatigue plus vite que la droite, et se met alors à trembler.

Du côté de la sensibilité, le malade n'a pas remarqué de troubles, sauf que, depuis quelques semaines, il saisit plus volontiers un objet très chaud avec sa main droite qu'avec la gauche; il le trouve moins chaud avec la main droite.

Il s'est aperçu que ses aliments, quand il mange, s'accumulent dans la joue gauche : il est obligé d'employer le doigt pour les repousser dans la bouche, mais il n'a pas remarqué, son entourage non plus, que ses traits fussent de travers.

Malgré tous ces troubles, il n'y a plus de vertiges comme il y a un an, et le malade entre seulement pour les crampes et les fourmillements.

Examen du malade. — Parésie notable du membre supérieur gauche; il serre à peine la main de ce côté, alors qu'il exerce une pression vigoureuse avec la main droite. Les mouvements du bras s'exécutent, mais sans force, et le malade ne peut vaincre une résistance modérée pour fléchir le bras, par exemple. Lorsqu'on lui dit de porter l'index gauche sur son nez, il le porte sans tremblement, mais avec moins de vivacité que l'index droit. Les doigts sont habituellement dans la flexion.

Pas d'atrophie.

La force musculaire du membre inférieur gauche est très diminuée; le malade peut marcher sans trop de peine, mais lorsqu'il est couché dans son lit, il ne peut étendre sa jambe gauche fléchie, lorsqu'on lui résiste avec le bras. Avec la jambe droite au contraire, il repousse facilement le bras.

Réflexes rotuliens normaux: pas de diminution ni d'exagération. Pas de trépidation spinale.

État de la sensibilité. — Anesthésie complète de toute la moitié gauche du corps: Le malade ne sent ni le contact, ni la piqûre légère, ni la piqûre profonde avec une épingle. Anesthésie pour la chaleur et pour le froid.

L'anesthésie s'étend aux membres, au tronc et à la face. Partout elle est exactement limitée par la ligne médiane du corps. A l'abdomen, on peut produire un réflexe musculaire sans que le malade sente le contact.

Cette hémianesthésie complète n'a pas éveillé l'attention du malade, qu avoue cependant, lorsqu'on le lui fait remarquer, qu'il ne sent pas le contact des draps du côté gauche. Cette hémianesthésie si profonde contraste avec la simple parésie des membres.

Hyperesthésie de tout le côté droit du corps: le malade gratte avec persistance le point de la peau touché même faiblement.

A la face, l'anesthésie intéresse la peau et les muqueuses. La face gingivale des lèvres dans sa moitié gauche, la moitié gauche de la langue sont insensibles à la piqûre.

La narine gauche est insensible au chatouillement avec la tête d'une épingle. La sensibilité de la narine droite est seulement un peu diminuée.

La conjonctive de l'œil gauche est insensible.

Le réflexe pharyngien est aboli.

Organes des sens. Vue. — Le malade voit moins bien depuis cinq ou six semaines; lorsqu'il veut employer l'œil gauche seul, il ne voit presque rien, et ne peut compter les doigts qu'on lui montre.

Pas de diplopie.

Le malade dit qu'il lui arrive parfois de voir double, et qu'alors son entourage lui fait remarquer qu'il regarde de travers. Mais ce strabisme intermittent n'a pas été constaté.

Examen des yeux. Œil droit. — Dans la région de la *macula*, quelques taches blanches exsudatives; artères flexueuses; dilatations ampullaires; pouls veineux.

Œil gauche. — Toute la région de la macula est marquée de taches blanches et noires, et traversée par des vaisseaux capillaires. Ce sont des plaques d'atrophie, probablement le résultat de dégénérescence sénile: artériosclérose? Artères flexueuses; pouls veineux très accusé. L'acuité visuelle de l'œil gauche est très diminuée.

Dyschromatopsie. — Mais pour l'œil gauche dont la vision centrale est altérée, ce signe perd sa valeur. Le malade ne reconnaît pas le violet, qui lui paraît gris. Le vert paraît tantôt bleu, tantôt vert. Les autres couleurs sont bien distinguées.

Ouïe. — L'ouïe est diminuée à gauche.

Odorat. — L'odorat est presque complètement aboli. L'ammoniaque, l'acide acétique, ne provoquent aucune sensation à gauche, sont à peine sentis à droite. L'odeur du citron n'est pas perçue.

Goût. — Le sel et le sulfate de quinine ne sont aucunement sentis sur la moitié gauche de la langue.

Sensibilité articulaire. — Lorsqu'on ferme les yeux du malade et qu'on veut lui faire porter l'index gauche sur le nez, il ne le fait qu'avec difficulté et après tâtonnements. De la main droite le même mouvement est exécuté avec précision. Mêmes phénomènes pour les mouvements de la jambe gauche.

Lorsqu'il a les yeux fermés, le malade ne peut dire si sa main gauche est fermée ou ouverte, ni quels doigts on lui place dans la flexion ou l'extension.

Examen de la face. — Au repos, il y a déjà une certaine asymétrie faciale: le côté gauche paraît légèrement aplâti, les traits sont moins accusés, la commissure labiale gauche est un peu plus basse que la droite.

Au repos, l'asymétrie demande à être examinée avec attention pour être reconnue.

Lorsque le malade rit, l'asymétrie s'accuse; la bouche est tirée à droite, le milieu de la lèvre inférieure ne correspond plus au milieu de l'arcade dentaire.

Pendant tous ces mouvements, l'examen le plus minutieux ne fait découvrir aucune secousse musculaire, ni du côté droit ni du côté gauche.

Le malade fume la pipe ; lorsqu'on le fait souffler, l'air s'échappe par le côté gauche des lèvres. Lorsqu'on veut le faire siffler, il ne peut y arriver.

Les mouvements de la mâchoire inférieure s'exécutent normalement. Pendant la mastication, les aliments s'accumulent dans le sillon gingival gauche, au point que le malade doit les retirer avec les doigts.

La projection en avant et tous les mouvements de la langue sont faciles ; la pointe est légèrement déviée vers la commissure gauche ; la langue est plate, le sillon médian n'est pas incurvé. Le voile du palais n'est pas dévié. Parole normale.

L'orbiculaire des paupières est indemne.

Etat général. — Le malade est athéromateux, les artères radiales sont dures. Les vertiges d'il y a un an n'ont pas reparu, l'intelligence et la mémoire sont intactes. Le malade n'accuse qu'une certaine émotivité.

Pas de troubles du côté des voies urinaires. Quantité d'urine normale. L'examen, pratiqué à plusieurs reprises, n'a pas décelé de trace d'albumine.

Traitement par l'aimant d'une façon exclusive, application deux heures par jour. Les phénomènes parétiques et l'anesthésie sont rapidement améliorés. A certains jours, le malade serre mieux avec la main gauche qu'avec la main droite, et il se produit des variations d'un jour à l'autre.

OBSERVATION II. (*Decoux*). Résumée

R..., âgé de 35 ans, entré à Saint-Antoine, dans le service de M. Ballet, le 15 avril 1891.

Antécédents héréditaires. — Mère nerveuse, très excentrique, a eu deux enfants morts jeunes du carreau ; un autre frère de R... est vivant, mais phthisique.

Antécédents personnels. — Carreau à trois ans, ayant produit une déformation du thorax. Jaunisse à 17 ans. Habitudes d'alcoolisme vers l'âge de 20 ans et pendant trois ans. Depuis, il est devenu très sobre. Pas de syphilis.

Le malade raconte que, vers 19 ans, il a changé de caractère : il est devenu très irritable, il pleurait facilement sans motif.

Après une dispute avec son frère, nuit très agitée, cauchemars avec sensation d'étouffement. Le lendemain, attaque d'hystérie apoplectiforme. Depuis, attaques fréquentes, deux par mois en moyenne, surtout nocturnes ; cris, pleurs et mouvements.

État actuel. — Depuis quatre ans, parésie à gauche du membre inférieur ; le malade traîne légèrement la jambe gauche.

Les membres supérieurs sont le siège de tremblements intermittents, à oscillations lentes, survenant principalement au début ou à la fin d'une attaque, à la suite de contrariétés ou de fatigues.

Polyurie (2,500 à 3,000 gr. d'urine par 24 heures).

Pas de zônes hystérogènes, sauf sensibilité exagérée des testicules.

Réflexe pharyngien aboli. Sensation fréquente de boule hystérique. Rétrécissement considérable et bilatéral du champ visuel. Vue affaiblie depuis cinq ans.

Il ignore l'époque à laquelle remonte sa paralysie : il y a dix mois, paraît-il, que sa femme aurait observé une certaine déformation de son visage, qui lui paraissait plus gros d'un côté.

Les facultés intellectuelles ont notablement diminué, surtout la mémoire. Il ne se rappelle plus la rue qu'il habitait avant d'entrer à l'hôpital ; seul le numéro de sa maison lui est resté dans le souvenir.

Motilité. — Le membre supérieur droit possède plus de force que le gauche (à droite 90, à gauche 80). Réflexes tendineux exagérés.

Face. — Asymétrie faciale peu prononcée ; au repos, légère déviation à droite. Du côté gauche, la face paraît lisse, les sillons sont peu accusés. Cependant, on observe à gauche, au niveau des muscles abaisseurs de la lèvre inférieure, un certain relief plus accusé qu'à la partie droite correspondante. La lèvre supérieure dans sa moitié gauche est abaissée, oblique, il en est de même de la lèvre inférieure, et l'interstice des deux lèvres représente la forme d'un S italique horizontal, mais irrégulier et un peu oblique. La commissure labiale gauche est abaissée, et l'aile du nez, légèrement aplatie, est déviée à droite.

Le malade paraît faire la moue à gauche, et à ce niveau, la lèvre inférieure présente un bord libre plus épais et comme renversé. Quand on lui fait ouvrir la bouche, orifice plus large à gauche ; le sillon naso-labial est beaucoup plus accusé du même côté ; dans ce mouvement, le malade sent que sa bouche est attirée à droite. Quand on lui commande d'ouvrir tout doucement la bouche, les phénomènes précédents sont moins évidents, mais ils apparaissent très accusés si on la lui fait ouvrir vivement. Dans ce dernier cas, on observe le fait suivant : les deux lèvres sont d'abord attirées en haut et à droite, puis la moitié gauche de la lèvre inférieure semble se renverser de dedans en dehors et se porter en bas ; la moitié droite est tendue tandis que la moitié gauche est flasque. La lèvre inférieure à gauche est plus éloignée de l'arcade dentaire correspondante.

Quand on le fait parler, les muscles se contractent bien à droite, à gauche la face est un masque muet, la moitié droite des lèvres est seule animée de mouvements, tandis que la moitié gauche est accolée et immobile dans plus d'un tiers de son étendue.

Le malade vient-il à rire, le sillon naso-labial est accusé à droite, la commissure droite est attirée en haut et celle de gauche se trouve au contraire abaissée.

Il prononce assez difficilement les labiales B et P. Quand on lui ordonne d'élever la lèvre supérieure et l'aile du nez (mouvement qu'il exécute avec une certaine gêne), le sillon naso-labial apparaît plus manifeste à droite, et l'on constate au-dessus de ce pli, sur la face latérale du nez, deux plis beaucoup plus accusés qu'à gauche.

Les mouvements de latéralité s'accomplissent assez bien à gauche, mais le malade semble s'aider de son orbiculaire des paupières qu'il contracte en même temps. En outre le sillon naso-labial droit est plus accusé ; cependant il se forme à gauche trois sillons assez apparents qui ne vont pas au delà de la commissure et qui entourent le menton en forme de cercle ; la commissure gauche est plus abaissée et les dents du même côté sont aperçues dans une plus grande étendue. Le malade prétend exécuter ce mouvement avec plus d'aisance à droite.

Si on lui fait rapprocher énergiquement les lèvres, on éprouve plus de difficulté à soulever la lèvre supérieure ou à abaisser la lèvre inférieure du côté droit.

Quand le malade fait effort pour tenir les paupières fermées, il est peut-être plus facile d'ouvrir la paupière gauche?

Pendant la contraction du sourcillier apparaissent à droite, près de la racine du nez, deux plis plus accentués qu'à gauche.

Il est impossible à R... de fermer un seul œil.

Le sourcil paraît légèrement élevé à gauche, probablement à cause de l'asymétrie crânienne que présente R...

Les rides frontales sont identiques, à part celle qui est située immédiatement au-dessus du sourcil gauche.

Quand on fait souffler le malade, la joue droite paraît se gonfler plus fortement que la joue gauche et l'air passe à droite. Il en est de même de la fumée quand il fume la pipe.

La langue ne paraît pas déviée d'une manière sensible, néanmoins elle a une légère tendance à se porter à gauche. Elle est égale dans ses deux moitiés et le malade la projette avec facilité dans tous les sens.

R... soulève mieux la moitié droite de la lèvre supérieure et les muscles se contractent bien de ce côté.

Quant à la lèvre inférieure, il abaisse davantage la moitié gauche, mais celle-ci est flasque, non adhérente à l'arcade dentaire correspondante et semble attirée en bas et en arrière. Les muscles du menton se contractent d'une façon à peu près égale des deux côtés.

Le malade siffle du côté droit, les lèvres s'incurvent dans leur moitié droite.

La narine droite se contracte un peu mieux que celle du côté opposé; elle est le siège de petits mouvements intermittents, non en rapport avec les mouvements respiratoires et non modifiés par ces derniers.

Il n'existe aucune secousse spasmodique dans les deux moitiés de la face.

La migration des aliments à travers la cavité buccale ne semble pas gênée. Le malade cependant préfère manger du côté gauche. Autrefois la mastication s'effectuait à droite, et R... était obligé de retirer avec le doigt les parcelles alimentaires qui retombaient à gauche dans la gouttière gingivale.

Sensibilité. — La sensibilité est des plus variables. Il existe une hypoesthésie totale, mais toujours plus accusée d'un côté que de l'autre. Nous savons que la sensibilité a été beaucoup plus altérée qu'elle ne l'est aujourd'hui. Dans le service de M. Dujardin-Beaumetz, il y a deux ans, on pouvait impunément lui enfoncer une épingle dans la profondeur des muscles.

Organe des sens. — Rétrécissement double du champ visuel. Dyschromatopsie à droite.

Ouïe. — Acuité auditive plus vive à gauche. Bourdonnements d'oreilles.

Goût. — Légère diminution à gauche.

Odorat. — Non modifié.

Du mois d'avril au mois de mai 1891, tous ces troubles sensitivo-sensoriels présentent la mobilité, la variabilité la plus grande. Pas de troubles dans l'excitabilité électrique des muscles paralysés.

OBSERVATION III (*Pitres*, 1891)

Jeanne J., ménagère, âgée de 46 ans.

Antécédents héréditaires. — Père inconnu; mère vivante, âgée de 76 ans, n'ayant jamais eu de maladies nerveuses. Pas de renseignements sur le reste de la famille.

Antécédents personnels. — A 12 ans, fièvre typhoïde grave. Depuis lors, sujette à des migraines très violentes. Mariée à 28 ans à un homme ivrogne et brutal, elle a été très malheureuse avec lui. A la suite de scènes de ménage, elle a eu souvent de grandes attaques convulsives de nature hystérique.

Il y a quinze jours, pendant une de ces attaques qui se prolongeait dans la nuit, son mari, exaspéré de ne pouvoir dormir, lui donna sur le milieu de la joue droite un coup avec le bec d'une lampe à gaz qu'il tenait à la main. Il en résulta une brûlure au deuxième degré sur une surface de deux centimètres carrés environ.

Trois jours après, la malade remarqua qu'elle avait de la difficulté à ouvrir la bouche. En même temps se produisit un blépharospasme du côté *droit*, et une déviation très marquée de la bouche vers le côté *gauche*.

Cet état dura quarante-huit heures. Puis, l'œil droit s'ouvrit tout à coup, *et resta ouvert sans que la malade pût le fermer volontairement.*

État actuel. — Paralysie faciale droite avec flaccidité de la joue paralysée, et entraînement très marqué de la bouche vers le côté *gauche.*

La déviation est augmentée quand la malade parle et surtout quand elle rit. Dans ces actes, la moitié *gauche des lèvres est seule mobile.* Quand la malade veut souffler, l'air passe par la *moitié droite* de la commissure.

La *paupière supérieure* droite est relevée; elle reste immobile dans les efforts de clignement et dans les tentatives que fait la malade pour fermer volontairement les yeux.

Les muscles releveurs de la mâchoire inférieure sont le siège d'une rigidité permanente qui empêche presque complètement l'ouverture de la bouche. Les mâchoires ne peuvent être écartées de plus d'un centimètre.

La *langue* ne peut être tirée hors de la bouche à cause de la contracture des mâchoires. Autant qu'on en peut juger, *elle n'est pas déviée.* La malade affirme, du reste, qu'elle peut la mouvoir sans aucune difficulté dans l'intérieur de la cavité buccale.

L'exploration électrique, pratiquée par M. le professeur Bergonié, révèle une *diminution très notable* de l'excitabilité aux courants faradique et galvanique dans les muscles peauciers de la moitié droite de la face, sans réaction de dégénérescence.

La sensibilité cutanée est partout conservée.

Les organes des sens fonctionnent normalement.

Les champs visuels ne sont pas rétrécis.

Pas de zones spasmogènes. — Pas d'ovaralgie.

La malade est soumise à un traitement hydrothérapique et, trois fois par semaine, à de courtes séances d'électrisation. Un mois après, elle quitte l'hôpital complètement guérie de la paralysie faciale pour laquelle elle y était entrée.

OBSERVATION IV. (1er *Cas de Kœnig*).

H., femme, 49 ans. Pas d'hérédité; pas de syphilis; pas d'alcoolisme; autrefois, morphinisme. Depuis 1868, accidents nerveux; depuis quatre ans, règles irrégulières. En août 1888, paralysie du côté droit avec mutisme ; conscience conservée. Les accidents reparaissent au bout de trois mois.

Depuis, les accès de paralysie et de mutisme ont été fréquents, et se sont accompagnés de troubles intellectuels, sensitifs etc. Spasme léger dans la face. Pas d'artériosclérose.

Histoire de la maladie. — La femme H. est entrée dans le service le 17 décembre 1891.

Commémoratifs. — Pas d'antécédents héréditaires. La malade raconte qu'elle a été très bonne écolière. Réglée à 18 ans et demi. Menstruation toujours régulière ; douleur de tête au moment des époques. Mariée trois fois. Du premier mariage, sept enfants, cinq avortements, sans syphilis probable. Du deuxième mariage, un enfant chétif et trois avortements. Le troisième mariage en 1885. Divorce. En 1868, pendant une couche, troubles intellectuels. On ne juge pas à propos de la faire entrer dans un asile. Depuis ce moment, elle serait nerveuse, elle aurait usé en grande abondance et pendant longtemps de l'opium et de la morphine. Depuis 4 ans, règles peu abondantes et irrégulières. Il y a 4 ans, attaque d'apoplexie : elle avait travaillé jusqu'à 2 heures du matin, elle ne put dormir le reste de la nuit, ayant dans le corps des sensations étranges. Quand le matin elle voulut se lever, elle ne put y parvenir. La moitié du corps était paralysée et c'est à peine si elle put appeler au secours. Depuis, lorsqu'elle voulait parler, il lui semblait que quelque chose enchaînait sa langue. Elle entre à l'hôpital où, le deuxième jour, elle commence à bredouiller comme un enfant. Puis la voix devient plus claire, mais la malade s'aperçoit qu'elle ne sent plus du côté droit. Le douzième jour, elle sort sur sa demande, bien que traînant encore la jambe. Rentrée chez elle, elle a, deux heures après, une nouvelle attaque qui la tient trois mois au lit. Depuis, faiblesse persistante du côté droit. En 1890 et 1891, nouvelles attaques de paralysie avec mutisme. Il y a 2 ans, grippe, pendant laquelle elle perd la vue ; guérison au bout de huit semaines dans le service de Schwigger. En 1890, elle entre à la Charité, pour idées de persécution. Sortie après amélioration. Le 8 décembre 1891, elle rentre à la Charité pour épilepsie (?). On s'aperçoit du retour des idées de persécution, et le 17 décembre, elle est tranférée à Dalldorf.

Examen de la malade. — La malade est tranquille, mais très réservée ;

elle se plaint de douleurs généralisées, principalement dans quelques articulations. Aspect anémique, tête très sensible.

Vue : — S = 6/18. II = 1/60. V 6/9. Vue binoculaire + 1/16. Sn 0,8 à 1/2 mètre. Pupilles réagissant à la lumière et à l'accomodation. Insuffisance du muscle D. I. Pas d'affaiblissement du champ visuel, qui est un peu rétréci pour le blanc et les couleurs.

La commissure droite est un peu plus enfoncée que la gauche. Le sillon naso-labial droit est un peu plus enfoncé que le gauche, la langue tremble fortement et se dévie à droite quand elle est projetée en avant. Au moment où la malade ouvre la bouche, la mâchoire inférieure s'incline vers la droite, puis vers la gauche. Pas de troubles du langage.

Réflexes pharyngien et épiglottique abolis. Goût et odorat conservés des deux côtés. Membrane du tympan normale.

Pouls 82, tension moyenne. Bruits du cœur normaux. Quelques râles bronchiques dans les poumons.

Epaule droite plus effacée que la gauche. Quand la malade élève les bras, celui du côté droit présente un retard notable. La jambe droite es notablement moins forte que la gauche. Les mouvements du pied droit sont plus lents et plus pénibles que ceux du pied gauche. La malade dit qu'elle ressent des douleurs dans la jambe et la hanche gauches. Ces douleurs s'irradient vers les extrémités, et augmentent pendant les mouvements actifs ou passifs. Jeu de l'articulation entièrement conservé, réflexe tendineux très marqué.

Sensation du pinceau bien nette et bien localisée ; mais la sensation d'une piqûre d'épingle est moins nette à droite qu'à gauche.

Pas d'ataxie ; la malade marche en traînant la jambe, et la marche devient un peu plus facile après quelques minutes d'exercice. Tendance à tomber du côté gauche.

Ni sucre ni albumine dans l'urine.

6 *janvier* 1892. — Caractère irritable. La malade se plaint de violentes douleurs dans la tête, principalement dans la région occipitale.

8 *janvier.*— La malade ne peut se lever, les membres retombent quand on les soulève ; pouls 120, régulier et petit ; pas d'élévation de la température. Spasme des paupières. La malade comprend ce qu'on lui dit, mais lorsqu'elle veut parler, elle bégaie des syllabes incompréhensibles. Cepen-

dant elle peut répondre par écrit aux questions qu'on lui pose. La langue est fortement déviée à droite, et ne peut être ramenée à gauche.

10 janvier. — La malade parle bien ; elle traîne la jambe droite. Douleur dans le membre inférieur droit.

20 janvier. — Apparition des règles, peu abondantes.

26 janvier. — Quelques tentatives d'hypnotisation échouent.

30 janvier. — Amélioration psychique notable. Caractère gai. Les douleurs de tête ont presque disparu. Hypalgie à droite. Du même côté, diminution notable du goût et de l'odorat. A droite, la chaleur est bien moins sentie qu'à gauche ; par contre, la sensibilité au froid est augmentée.

Pas de modifications pathologiques dans l'excitabilité électrique. Point douloureux au niveau de la quatrième vertèbre dorsale. Un peu de raideur dans les mouvements de la tête à droite et en arrière. Cette raideur existe aussi dans les mouvements des mâchoires.

20 février. — Les phénomènes paralytiques ont un peu diminué. La malade se plaint de dysurie. Un peu de délire.

La succion est beaucoup moins forte à droite qu'à gauche, comme on peut s'en rendre compte en appliquant le doigt au niveau des lèvres. Le sillon naso-labial droit est presque effacé. La malade elle-même se rend compte de la parésie à droite.

Observation V (2° *cas de Kœnig*)

Femme de 52 ans. Pas d'hérédité. Pas de syphilis. Pas d'alcoolisme. En 1889, attaque d'apoplexie avec paralysie du côté droit; suppression de la parole avec conservation de la conscience. Disparition progressive des deux symptômes. Depuis cette époque, retour périodique des accidents, accompagnés de phénomènes d'excitation. Pas d'artériosclérose manifeste.

Histoire de la maladie. — La malade est entrée à Dalldorf le 12 novembre 1891.

Anamnestiques. — Pas d'hérédité. La malade se serait toujours bien portée; mariée en 1867 ; la fille, âgée de 21 ans, est depuis deux ans atteinte d'une paralysie faciale à gauche, mais elle se porte bien et est assez intelligente. La malade a perdu deux enfants. Abandonnée par son mari il y a quinze ans. La ménopause est survenue il y a deux ans. Pas de syphilis, d'alcoolisme, de traumatisme crânien.

3 *septembre* 1889. — Attaque d'apoplexie immédiatement après son déjeûner ; quelques minutes auparavant, elle avait eu une *sensation d'acidité intense* dans la bouche : tout à coup, la cuiller lui tombe des mains, son bras s'affaisse, sa jambe droite se trouve complètement paralysée. Elle ressentait une violente douleur de tête et ne pouvait prononcer aucun mot, bien qu'elle eût conservé sa connaissance et son intelligence complète. Lors de l'arrivée du médecin, qui eut lieu immédiatement après l'attaque, elle aurait senti des piqûres d'aiguilles du côté droit, du moins à ce que raconte la malade.

Au bout de quelques jours, l'usage de la parole revint. Au bout de cinq mois, tous les symptômes de la maladie avaient disparu. Mais les mêmes phénomènes reviennent depuis régulièrement toutes les quatre semaines au moment des époques menstruelles, et durent de huit à quatorze jours, parfois trois semaines. Les phénomènes paralytiques s'accompagnent toujours au début d'angoisse et d'excitation. C'est dans un de ces états paralytiques que la malade est amenée le 4 *novembre* 1891 à l'hôpital de la Charité.

A l'examen, on constate les faits suivants : malade tranquille ; elle traîne notablement la jambe droite. Pupilles égales, un peu rétrécies, réagissant normalement à la lumière. Rides sur le front ; à droite, le sillon naso-labial est un peu effacé ; la commissure labiale droite est un peu pendante. La langue, quand elle se projette en avant, se dévie un peu vers la droite, mais pas de tremblement apparent. Le voile du palais est un peu paralysé. On note quelques troubles d'articulation.

Pouls 80. Tension moyenne. Pas d'artériosclérose. Mouvements du cœur normaux.

Pas d'atrophie du côté paralysé. Conservation des réflexes rotuliens des deux côtés. Sent la douleur à droite comme à gauche.

12 *novembre*. — Transfert de la malade à Dalldorf, où on constate les faits suivants : femme d'une taille moyenne, maigre, anémique. Pas de sensibilité spéciale au niveau de la tête. Pupilles moyennement dilatées, réagissant promptement à la lumière. Pas d'affaiblissement dans le champ visuel ; vision normale pour le blanc et les couleurs.

$H = \frac{1}{2}$ $S = 6/9$? A la lecture $+ \frac{1}{2}$ $M = 0,6$ à 35 centimètres.

Pas de paralysie dans le domaine du facial supérieur. Le sillon naso-labial est un peu effacé à droite; pas de modifications pathologiques pendant le rire. La commissure droite un peu pendante à l'état de repos.

La malade peut siffler, souffler, sucer.

Réflexes pharyngé et laryngé abolis; voix nasonnée, réflexes de la cornée égaux des deux côtés; pas de sensation d'éternuement.

Goût et odorat égaux des deux côtés.

Pouls 90. Pas de tension anormale dans les artères; ondulations des veines du cou. Rien aux poumons.

Quand la malade étend les deux bras, celui du côté droit reste un peu en retard. Au dynamomètre, des deux côtés = 35.

Pas d'ataxie. Sensibilité conservée dans tous ses modes. Excitabilité musculaire augmentée. Pas de mouvements convulsifs quand on fléchit fortement le pied. Sensibilité spinale conservée; quand on chatouille la plante des pieds, les deux membres inférieurs s'écartent fortement.

Pas de spasme dans les jambes, mais celle du côté droit est notablement plus faible que l'autre. Quand on ferme les yeux de la malade, on remarque qu'elle oscille fortement. La démarche est un peu raide du côté droit sur lequel la malade est manifestement inclinée.

Intelligence conservée; la malade rapporte avec précision les détails de sa maladie. Quand une attaque va commencer, elle ressent une sensation d'épouvante. Aucune envie de travailler, bien qu'elle fût autrefois très laborieuse. Elle a souvent à ce moment-là des hallucinations, entend des voix, croit voir des hommes, etc. Angoisse, sensation de boule hysté-rique.

Ni albumine ni sucre dans l'urine.

Le jour suivant, les troubles de la parole disparaissent, mais tout le reste demeure dans le statu quo.

12 *décembre*. — Voix indistincte; trouble considérable dans l'articu-lation des mots.

Main droite beaucoup plus faible que la main gauche; parésie des extrémités à droite.

8 *février*. —La commissure droite est un peu plus abaissée que la com-missure gauche; elle est un peu déviée à gauche. Langue un peu déviée

à droite, bien qu'elle soit mobile dans toutes les directions. Le pharynx et l'épiglotte n'ont plus de réflexes. Champ visuel intact. Voix nasonnée. Epaule droite plus effacée que la gauche. Au dynanomètre, 10 à droite, 20 à gauche. Pas d'atrophie musculaire. Pas de points douloureux. Pas d'ataxie. La jambe droite exécute les mouvements avec plus de difficulté que l'autre; elle est aussi beaucoup plus faible.

11 *février*. — Il est très difficile de comprendre la malade : on dirait qu'on lui a mis un mouchoir dans la bouche. Cependant, elle prononce assez distinctement les lettres de l'alphabet. En parlant, la malade fait des grimaces. Quand elle marche, tendance à tomber à droite; obligée de se raccrocher aux meubles. Elle laisse traîner complètement son pied droit à terre. Faiblesse très marquée du bras droit. Le reste comme auparavant.

18 *février*. — Amélioration. La parole est beaucoup plus facile. Hémiparésie très diminuée. Le dynamomètre donne 35 des deux côtés.

19 *février*. — Le dynamomètre donne O à droite, 35 à gauche. Douleurs de tête avec tendance aux vertiges. L'hémiparésie est redevenue très nette.

22 *février*. — La malade parle beaucoup mieux. Elle ne traîne plus la jambe droite, bien que l'hémiparésie existe encore. Un peu d'angoisse. Rien d'anormal à l'exploration électrique.

1er *mars*. — La malade est de très bonne humeur. Parole absolument normale. La commissure labiale est un peu plus effacée à droite qu'à gauche. Langue un peu déviée à droite, mais très légèrement. La succion est beaucoup plus faible à droite qu'à gauche. La main droite serre moins fort que la gauche. La marche est absolument normale.

On n'est pas encore arrivé à hypnotiser la malade.

14 *mars*. — L'hémispasme et les troubles de la langue sont très accusés.

19 *mars*. — État de la malade toujours le même.

OBSERVATION VI. (3° *Cas de Kœnig*)

M. K..., 23 ans. Depuis des années, attaques hystériques. Est atteint depuis longtemps d'hémiplégie du côté gauche.

État actuel. — Diminution considérable de la force dans les membres du côté gauche. Cependant le malade ne traîne pas la jambe.

Tact, odorat, goût, diminués du côté gauche

Champ visuel rétréci. Fatigue rapide pour le blanc et pour les couleurs du côté gauche. Réaction pupillaire normale à gauche. A droite, rien de pathologique.

Quand on considère la figure du malade, on voit que le sillon naso-labial est moins marqué à gauche qu'à droite. Tous les mouvements de la bouche sont conservés, et ce n'est qu'au repos que l'on voit de la différence dans les traits des deux côtés du visage. La langue, quand elle est projetée en avant, se dévie un peu du côté gauche, bien qu'elle ait conservé toute sa mobilité dans toutes les directions.

Il en est de même pour les mouvements de la tête. Aucune trace de spasme dans les muscles.

OBSERVATION VII. (4e *Cas de Kœnig*)

Facteur, 45 ans, pas d'hérédité. Marié en 1876, 2 enfants bien portants. Pas d'alcoolisme.

Le 16 février 1890, à la suite d'un choc produit par un wagon en marche, blessures profondes, à la suite desquelles le malade est resté longtemps sans connaissance. Il a dû plusieurs fois recourir au médecin.

Le 24 novembre 1890, il entre à la Charité, section des maladies nerveuses.

Le 25 septembre 1891, il est transféré à Dalldorf, à cause de troubles intellectuels.

Le 3 mars 1892, l'état du malade est le suivant : Homme fort vigoureux. Pupilles normales, réagissant bien à la lumière. Presbytie. Champ visuel rétréci des deux côtés pour les couleurs. Fond de l'œil normal.

A gauche, le sillon naso-labial est moins prononcé qu'à droite. La commissure gauche est un peu pendante.

Pendant que le malade ouvre la bouche, la lèvre inférieure est un peu plus saillante à droite ; elle est atteinte à ce niveau d'un léger tremblement. Un peu de déviation de la langue à gauche. Du reste, les mouvements de la langue sont conservés.

Réflexe pharyngien normal. Pas de différence dans les deux côtés de la bouche pendant que le malade exerce une succion. Les mouvements de la langue sont aussi faciles à accomplir d'un côté que de l'autre. Pas de différence dans les traits quand le malade siffle, rit ou montre les dents.

Pendant les mouvements de la tête de peu d'amplitude, un peu de déviation vers la droite. Le malade sent une certaine raideur dans les muscles du cou, et il y a un peu de tremblement de la tête pendant les mouvements.

La main gauche serre beaucoup moins fort que la droite; pendant la marche, c'est surtout de la jambe droite que se sert le malade. Les réflexes tendineux sont grandement augmentés.

Un peu de diminution de la sensibilité cutanée à gauche, principalement à la plante du pied.

Goût et odorat normaux.

Hyperesthésie de l'hypocondre gauche.

Cœur, poumons, reins normaux.

Observation VIII. (5ᵉ *Cas de Kœnig*)

Cocher, 49 ans. — Reçu le 5 décembre 1891. Pas d'antécédents héréditaires. Sauf une fièvre typhoïde antérieure, s'est toujours bien porté. A fait les deux campagnes de 1866 et 1870. Marié depuis 1878. Un enfant bien portant.

En novembre 1889, il tombe de son siège; blessures à la tête et à l'épaule droite. Depuis, légère hémiparésie à droite. Douleurs de tête, accès de vertige. Faiblesse de la mémoire, hypocondrie.

État actuel (mars 1892). Taille moyenne, constitution très robuste, un peu de pâleur de la peau. Sillon naso-labial beaucoup moins marqué à droite qu'à gauche. La bouche est un peu déviée à gauche pendant les mouvements. La succion est un peu moins marquée à droite qu'à gauche, mais il n'en est pas de même pour l'acte de siffler.

Le côté droit se remue cependant beaucoup plus facilement que le côté gauche. La langue est un peu déviée à droite, mais la projection en avant et tous les mouvements sont faciles.

Les pupilles réagissent normalement à la lumière. Les yeux convergent comme d'habitude. Presbytie. Papille droite un peu plus pâle que d'habitude. Papille gauche normale. Champ visuel un peu rétréci à droite. Réflexes laryngé et pharyngé abolis.

Pas de troubles de la parole.

Odorat et goût abolis à droite.

La sensation de contact et de douleur très diminuée à droite où règne une paralysie flasque. Le mollet droit mesure deux centimètres et demi de moins que le gauche. Rien d'anormal dans les principaux viscères ni du côté de l'urine.

OBSERVATION IX. (6e *Cas de Kœnig*)

S..., employé, âgé de 51 ans. — Entré à Dalldorf le 16 février 1892. Pas d'hérédité. Syphilis en 1865. Pas d'alcoolisme. Plusieurs campagnes. En 1873, chute de cheval avec perte de connaissance. En 1882, reçu pour la première fois à la Charité avec diagnostic d'hypocondrie mélancolique. Amélioré, au bout de 8 semaines il quitte l'hôpital. Il y retourne de nouveau en 1888 ; diagnostic : mélancolie et neurasthénie. Hémiparésie flasque à gauche avec hémianesthésie. On n'a rien noté sur l'état du facial et de l'hypoglosse. Il quitte l'hôpital au bout de 4 semaines.

En 1891, troisième admission ; il semble que le malade ait eu une attaque épileptique. La langue est fraîchement mordue. On voit du reste une attaque épileptiforme à la Charité. La réaction des pupilles et la connaissance étaient conservées.

Au moment de son entrée à Dalldorf, on constate l'état suivant : pupilles réagissant normalement à la lumière. Staphylôme postérieur. Rétrécissement du champ visuel pour le blanc et les couleurs.

A gauche, le sillon naso-labial est moins marqué qu'à droite ; tic à gauche. Quand le malade ouvre la bouche, celle-ci se dévie un peu sur la droite. On voit en même temps que la langue est atteinte de mouvements involontaires. Le malade peut siffler, serrer les lèvres ; pendant qu'il fait effort pour gonfler ses joues, l'air s'échappe par le milieu de la bouche. Pendant l'action de siffler, le côté gauche agit beaucoup moins bien que le côté droit ; le côté gauche est notablement plus faible que le droit.

La langue est fortement déviée à gauche et atteinte manifestement de spasme, en ce sens qu'il est impossible de lui faire dépasser la ligne médiane en la portant du côté droit. Mouvements de la tête libres dans toutes les directions. Pas de troubles dans la parole.

Réflexes laryngé et pharyngé abolis. Odorat diminué des deux côtés; goût aboli à gauche; audition diminuée à gauche.

Pouls 68, régulier; cœur et poumons normaux.

Hémiparésie manifeste à gauche avec hémianesthésie pour tous les modes de sensibilité.

Réactions normales à l'électricité.

Pas d'albumine ni de sucre dans l'urine.

OBSERVATION X (7e cas de Kœnig).

H..., polisseur de meubles, 42 ans. Admis à Dalldorf le 9 février 1892. Père épileptique, mère morte de phthisie. Le malade est ivrogne. Atteint depuis 1882 d'attaques épileptiques. Depuis 1888, bacilles dans les crachats. Première entrée à Dalldorf, le 20 août 1891. Rien d'intéressant au point de vue somatique. Pas d'attaques pendant son séjour; exeat le 30 octobre 1891.

Lors de son retour, le 9 février 1892, le malade raconte qu'il s'est livré à de grands excès bachiques, mais sauf le tremblement de la langue et des mains, rien de bien spécial.

Dans la nuit du 20 au 21 février, il survient, au milieu de violentes douleurs, une légère contracture du bras gauche avec tremblement. Le 23, violentes douleurs dans le pouce gauche, qui l'empêchent pendant plusieurs nuits de dormir.

État actuel. — Taille moyenne, constitution misérable. Légère contracture du bras gauche, se laissant vaincre facilement; il survient alors un tremblement de moyenne intensité. On trouve sur le corps les points douloureux suivants : au-dessous de la mâchoire inférieure, sur l'olécrane du côté gauche, sur le poignet du même côté au niveau du bord radial, sur la pulpe du pouce gauche; une légère pression exercée au niveau de l'hypocondre gauche détermine une violente douleur. La main gauche n'a presque plus de force pour serrer, quoique les deux bras s'élèvent à la même hauteur.

Pas de troubles apparents dans les divers modes de sensibilité. Le côté gauche du visage est plus mobile que le droit, le sillon naso-labial gauche plus marqué que ledroit. Pas de déviation apparente de la bouche à l'état de repos. Mais si le malade ouvre la bouche, déviation marquée à gauche avec tremblement fibrillaire de la lèvre supérieure. Pas de déviation de la langue; pas de troubles de la parole. Mouvements de la tête libres; un peu de raideur seulement à gauche.

8 mars. — Presque plus de différences entre les deux sillons naso-labiaux. Il en est de même pour la bouche. Plus de tremblement fibrillaire. Plus de contracture du bras, plus de douleurs ni de tremblements. Mais tous les points douloureux existent encore.

26 mars. — Mêmes remarques. Ce n'est que lorsque le malade ouvre largement la bouche en même temps qu'il projette la langue en avant, que la bouche est un peu déviée à gauche. Il existe à l'heure actuelle une *hémihypalgie* à gauche, muqueuses comprises. Pas de réflexe nasal du côté gauche.

Pas de troubles de l'odorat à gauche, mais diminution du goût. Plus de troubles dans le champ visuel.

Observation XI (8e *cas de Kœnig*).

Femme C...., atteinte depuis de longues années de paranoïa hypo-condriaque. Les principales idées délirantes consistent à s'imaginer qu'il y a un animal dans sa tête, aux commandements duquel elle est obligée d'obéir.

Elle est en même temps atteinte d'une anesthésie du côté droit. Quand on regarde la malade, on voit déjà à l'état de repos une forte déviation de la commissure gauche, déviation qui s'augmente quand la malade ouvre la bouche. La langue tremble et se porte par des mouvements in-volontaires tantôt à droite, tantôt à gauche. Lorsqu'on demande à la malade pourquoi elle tient sa bouche de travers, elle répond que c'est parce qu'on le lui a commandé.

Observation XII.
(*Lombroso, in Lo sperimentale* 1888).

Argia M..., 26 ans. A souffert depuis l'enfance de troubles nerveux (tremblements, céphalalgie, instabilité psychique). A la suite d'une violente émotion morale, elle est prise, depuis un an, d'attaques qui sont à peu près mensuelles. Depuis cette époque aussi, la jambe droite est parésiée au point d'empêcher la marche; le bras droit est beaucoup moins paralysé.

Mère hystérique. Une sœur ayant eu fréquemment aussi des troubles nerveux, et morte de maladie inconnue.

A l'examen clinique, on note les faits suivants : constitution gracile, pâleur du visage; elle est intelligente, et très affligée de son état.

Elle peut à peine soulever la jambe droite, qu'elle laisse traîner tout d'une masse, contrairement à ce qui s'observe dans les paralysies organiques. Le bras droit marque 20 et le bras gauche 45 au dynamomètre.

Anesthésie complète à droite. Parmi les sens, l'odorat seul est aboli, mais à gauche.

Pupilles normales, réagissent régulièrement à la lumière. Réflexes tendineux un peu exagérés à droite.

Plaques hyperesthésiques sur le vertex, sur la nuque, sur la région dorso-vertébrale et le coude à droite.

L'hémiplégie droite est flaccide, les mouvements communiqués s'effectuent sans difficulté aucune.

Tous les viscères sont sains.

Paralysie faciale inférieure à droite; au repos les traits sont tirés à gauche.

Pas de traces de contracture. La déviation faciale s'accentue par le parler et le rire. Pas de contractions fibrillaires. Pas de déviation de la langue.

Invitée à souffler, la malade laisse échapper l'air *à droite*.

Observation XIII (2ᵉ *cas de Lombroso, ibid*).

En juillet dernier, je suis appelé par le Dʳ Camilo à voir un jeune élève du lycée qui avait été pris subitement d'une hémiplégie avec aphasie.

Renseignements commémoratifs peu importants, car il soutient qu'il s'est toujours bien porté. Cependant il appartient à une famille de névropathes, et un de ses frères est atteint d'hypocondrie.

Il a été frappé de son mal actuel en plein état de santé, et sans raison appréciable. Pris d'un vertige subit, il est tombé à terre, puis il a perdu connaissance. A son réveil, une heure et demie après l'accident, il était hémiplégique et aphasique. Quand je le vis pour la première fois, il commençait à exécuter quelques mouvements et à prononcer quelques paroles, mais confuses. Pendant le summum de l'attaque paralytique, on n'a pas observé de paralysie du côté du rectum ou de la vessie. Ni dyspnée, ni fièvre.

A l'examen clinique, je constate une parésie des deux membres du côté droit, avec diminution de la sensibilité dans cette moitié du corps.

Les traits de la face sont tirés à gauche, la langue est fortement déviée à droite.

Pendant l'action de parler ou de rire, la paralysie du facial inférieur droit s'accentue. L'air s'échappe des lèvres quand on veut faire souffler le malade.

La pupille droite réagit assez bien à lumière, mais il paraît qu'elle était dilatée les jours précédents.

Pas de zones d'hyperesthésie. Cependant le testicule droit est un peu plus douloureux que de coutume.

Vision, goût, audition ne présentent rien d'anormal.

L'odorat est un peu diminué à gauche.

Pas d'examen du champ visuel ni du pouvoir chromatique. Réflexes un peu exagérés des deux côtés.

Ces symptômes, qui ne représentent pas ceux de l'hémiplégie organique, me firent songer à une paralysie d'origine vraisemblablement hystérique.

Notable amélioration les jours suivants; mais cinq jours après un examen, j'eus l'heureuse chance de voir le malade pris d'une *attaque d'hystérie caractéristique*.

Le lendemain il entrait en convalescence, et il est maintenant guér
complétement.

OBSERVATION XIV (3e *cas de Lombroso ibid*).

Zélinda Paolini, domestique, 36 ans. — Le soir du 20 novembre, elle
est prise subitement de céphalalgie et de vertiges, tombe et perd connaissance. Revenue à elle au bout d'un quart d'heure, elle tombe aussitôt
en convulsions. Elle est ensuite atteinte d'hémiplégie avec contracture
dans une situation grotesque, comme si elle faisait la corne.

La face était déviée, mais elle ne se rappelle pas dans quelle direction.

Pas d'aphasie ni de troubles paralytiques du côté de la vessie ou du
rectum.

Antécédents. — Cette femme a été prise de crises hystéro-épileptiques
à l'âge de 20 ans. Un an auparavant, elle avait déjà été frappée d'hémiplégie.

Réglée à 16 ans, mais assez irrégulièrement. Elle est intelligente, mais
reste assez indifférente à son état actuel.

Examen clinique. — On constate une hémiplégie droite avec contracture. Le bras droit est accollé au tronc, et la main est disposée de façon
à imiter le geste de faire la corne (?).

La *face* est légèrement déviée à *gauche* dans sa moitié inférieure. Pas
de déviation sensible de la langue.

La déviation de la face s'exagère par le rire et par le parler.

Quand on fait souffler la malade, l'air s'échappe du côté *gauche*. Les
autres symptômes que présente la malade la montrent comme franchement hystérique : Hémianesthésie à droite, ovaralgie à gauche, troubles
des sens spéciaux, zones hyperesthésiques, absence de réflexe pharyngé.

Après une cure *psychique* et *électrique* qui diminuent considérablement l'hémiplégie et notamment la paralysie faciale, la malade quitte l'hôpital incomplétement guérie, quelques jours seulement après son entrée.

OBSERVATION XV (*Mesnet*).

Grasson, 37 ans, typographe.

Mère nerveuse.

Père atteint d'aliénation mentale.

Une sœur nerveuse.

Il a toujours été très impressionnable, ne pouvant supporter la moindre contrariété sans être ému.

Cette disposition a été graduellement en augmentant.

Vers l'âge de 25 ans il eut beaucoup de préoccupations d'esprit. Cet état a persisté jusqu'à l'âge de 32 ans.

A cette époque il éprouva des douleurs à l'épigastre, et depuis : engourdissement et paralysie légère du sentiment à la partie inférieure de la face.

A 33 ans, apparurent des attaques de nerfs. Depuis deux ou trois ans, faiblesse et engourdissement des membres du côté gauche. Depuis quinze jours, le malade accuse de l'affaiblissement de l'odorat et de la vue à gauche, ainsi que de la gêne dans la prononciation.

La paupière supérieure de l'œil gauche est toujours abaissée et ne peut être volontairement relevée de façon à laisser voir le globe oculaire.

La vue de l'œil gauche est notablement affaiblie, la sensibilité de la muqueuse abolie. Narine gauche ne sent plus les odeurs.

Il en est de même de la moitié gauche de la langue et de la bouche qui a perdu ses sensibilités tactile et gustative. Les dents sont insensibles à gauche.

La langue se tire droit et se meut bien.

La moitié gauche de la face est anesthésiée ; elle peut être pincée, piquée sans éveiller aucune douleur ; du côté droit la sensibilité est seulement affaiblie.

L'anesthésie est complète sur les muqueuses de tous les organes des sens du côté gauche ; seulement plus faible aux mêmes points du côté droit.

Dans l'état de repos, la bouche n'est point déviée, mais lors des mouzements, on s'aperçoit que les muscles du côté gauche sont profondément affaiblis; car alors la bouche se tire légèrement vers l'oreille droite, et la moitié droite des lèvres se contracte seule.

Sous l'influence de l'excitation électrique, les muscles se contractent comme à l'état normal, mais la sensation que provoque l'opération es nulle dans certains muscles, et considérablement affaiblie dans d'autres. Ainsi le muscle frontal, le pyramidal, le dilatateur du nez et l'orbiculaire de l'œil sont sensibles; tandis qu'on peut diriger les plus forts courants sur les autres muscles, sans que le malade accuse de douleur.

L'excitation électrique limitée sur les nerfs sous-orbitaire et mentonnier ne donne lieu à aucune sensation, tandis que les sus-orbitaires ont conservé une partie très notable de leur sensibilité. La sensation électro-cutanée de la face est nulle à gauche, et très faible à droite.

La déglutition est un peu gênée, surtout celle des liquides qui reviennent par le nez.

La parole est lente, embarrassée, quoique les idées soient très nettes.

La sensibilité à la douleur de la peau des membres supérieur et inférieur du côté gauche est notablement affaiblie; il y a un peu d'engourdissement dans la main et le pied gauches.

Quand le malade se lève et veut marcher, il tremble, chancelle et menace de tomber.

Pas d'anesthésie au tronc.

25 *février*. — On constate que l'œil gauche ne peut se porter ni en dedans, ni en haut, mais qu'il a complètement conservé la faculté de se porter en dehors.

Après avoir présenté une légère amélioration de sa paralysie, le malade meurt et son autopsie est complètement négative.

OBSERVATION XVI (*Lombroso*).

Corinne Guisti, âgée de 23 ans, ménagère, mariée depuis un an et demi.

Elle se sent malade depuis huit jours. Le matin en se levant elle ressent tout à coup une douleur violente à la tête et au visage du côté gauche, et cette douleur persiste jusqu'au lendemain matin, où elle perd subitement connaissance et est prise de convulsions. L'attaque dure environ un quart d'heure. Quand elle revient à elle, elle s'aperçoit que son œil gauche est tiré en dehors et qu'elle peut à peine soulever la paupière supérieure. La bouche est légèrement déviée vers la droite. La céphalée a disparu, bien qu'elle ressente encore une légère douleur intermittente au niveau de la joue. Lorsqu'elle essaye de soulever la paupière, il existe une diplopie manifeste. Cet état a persisté jusqu'au jour de notre visite.

Comme antécédents personnels, Corinne Guisti a présenté des attaques convulsives à partir de l'âge de 18 ans jusqu'à 21 ans. Ces attaques s'accompagnaient de perte de connaissance, survenaient sans cause appréciable et se montraient assez peu fréquentes. La menstruation était régulière, mais peu abondante.

Il n'existe pas d'antécédents héréditaires, mais elle était restée pendant un an auprès d'une amie atteinte d'hypocondrie et elle était devenue hypocondriaque elle-même durant une année.

A notre examen, nous constatons qu'elle est d'une constitution faible, qu'elle est anémique. Nous percevons des bruits de souffles doux à la pointe du cœur. Il existe une parésie manifeste de la paupière supérieure à la partie interne. Les mouvements du petit oblique s'accomplissent d'une manière imparfaite. L'élévateur de la paupière supérieure est légèrement parésié. On constate une parésie du facial inférieur. Il n'existe aucune déviation de la langue et du voile du palais. On détermine quelques points douloureux à la face par la pression, mais ils ne sont pas en rapport avec le siège de la paralysie. La sensibilité est diminuée à gauche, dans toute la moitié du corps.

L'ouïe, la vue, le goût, l'odorat sont diminués du côté gauche. Il existe de l'hyperesthésie ovarienne droite; on constate en outre du même côté trois zones hyperesthésiques. Pas de dyschromatopsie.

La guérison s'obtient très rapidement. Deux mois après, la malade est atteinte de nouveau ; elle guérit au bout de quatre jours, sans médication aucune. Un mois après, nouvelle récidive, et guérison au bout d'une semaine.

Observation XVII (*Lombroso*). *Résumée*

Adèle Cancelli, 26 ans, à la suite d'une émotion morale vive, tombe sans connaissance, avec convulsions. Cet état dure trois jours. Quand elle reprend ses sens elle est aphasique.

Contracture du membre gauche. Anesthésie de ce côté. Parésie de la face dans le domaine du facial inférieur. Pas de déviation de la langue.

Observation XVIII (*Hélot*)

(Extrait de l'observation en ce qui concerne la face).

La malade a la tête penchée sur l'épaule gauche; la face est tournée du côté opposé; muscles du cou contractés à droite.

Paralysie faciale peu marquée. Impossibilité de tirer la langue hors de la bouche : renversée et déviée à gauche d'une manière excessive.

On constate des spasmes des muscles de la face quand on fait parler la malade, les muscles de la face du côté droit entrent seuls en jeu, tandis que du côté gauche, on constate un léger abaissement de la commissure labiale. Mastication et déglutition difficiles. Articulation difficile des sons.

L'anesthésie diminue. Motilité revenue, mais la langue est toujours déviée comme au plus fort de sa maladie.

Observation XIX

Archives de Neurologie; leçon de M. Charcot à la Salpêtrière, recueillie par M. Guinon, chef de clinique.

Bar..., âgé de 24 ans, tonnelier. Entre dans le service de M. Proust, suppléé à l'Hôtel-Dieu, puis à la Salpêtrière chez M. Charcot.

Bar... présente une tare héréditaire bien avérée.

En effet, son père, ancien militaire, employé d'octroi, était très nerveux, très coléreux et s'adonnait à la boisson. Sa mère, irascible, nerveuse à l'excès, était sujette à des attaques de nerfs. Dans les dernières années de sa vie, elle s'était mise à boire; elle a été internée à Sainte-Anne comme aliénée.

Quant à Bar..., c'est un sujet originairement nerveux. Pendant son enfance il était d'un caractère difficile et sujet à des emportements violents. Pas de maladie caractérisée pendant cette période.

A seize ans, il embrasse la profession de tonnelier et à dix-neuf ans il avait déjà des habitudes alcooliques parfaitement caractérisées. Il buvait cinq à six litres de vin par jour, quatre petits verres d'eau-de-vie en moyenne, et de temps en temps, mais plutôt rarement, un peu d'absinthe, du vermouth et du vulnéraire.

En 1885, à l'âge de dix-huit ans, il est victime d'un premier accident traumatique. Il reçoit à la nuque un violent coup de canne plombée, qui fit plaie, et dont il porte encore au cou une profonde cicatrice, sans qu'il s'en suivît aucun accident durable. Il fut soigné comme blessé à l'hôpital de la Pitié et au bout de trois semaines il était complétement guéri.

En 1887, deuxième accident : comme employé à l'entrepôt des vins, il était occupé, un jour, dans une cave, à empiler d'énormes tonneaux, lorsque tout à coup une pile entière de ces demi-muids, mal calés, s'ébranle: une avalanche de ces tonneaux se précipite sur lui et menace de l'écraser contre un mur qui lui coupe la retraite. Alors il tombe dans un état nerveux indicible et dont il ne peut parler aujourd'hui sans émotion. Les jambes s'ébranlent sous lui et menacent de se dérober; au lieu de fuir le danger, incapable de faire un mouvement, il reste en place comme fasciné. En vain, il entend ses camarades qui l'appellent et lui indiquent le moyen de s'échapper; il ne bouge pas. Ceux-ci heureusement prennent le parti de venir à son aide et le retirent de là sain et sauf, sans contusion, parfaitement conscient d'ailleurs, mais tremblant de tout son corps. Au bout de quelques heures il était remis complétement et le jour même il reprenait son travail.

A la suite de cet accident les effets du schok nerveux n'ont pas cessé de se faire sentir pendant une période de trois mois. Toutes les nuits, pendant ce temps-là, le sommeil a été mouvementé par de sensibles cauchemars dans lesquels il croyait tomber dans des précipices, ou assister de nouveau à la scène des tonneaux roulant sur lui.

C'est sur ces entrefaites, deux mois environ après l'accident, que se manifeste la première attaque hystéro-épileptique. Il était à l'entrepôt, occupé à son travail habituel, lorsque tout à coup après avoir ressenti les symptômes de l'aura céphalique : sifflement dans les oreilles, battements dans les tempes, vertiges, scotodinie, il tombe sans connaissance. Il paraît que cette première attaque a duré environ une heure. Il ne s'était pas mordu la langue.

Quatre mois après il entrait au service militaire, et ses camarades, en se moquant de lui, lui faisaient remarquer « que quand il rit, il a la bouche de travers ». Cela a été la première constatation de sa paralysie faciale.

Au régiment il s'abstient forcément de boire faute d'argent.

Dès lors il n'a plus de grandes attaques, mais seulement de petits vertiges qui le prennent quelquefois sur les rangs. Aussitôt sorti du service, c'est-à-dire au bout d'un an, il reprend son métier de tonnelier et en même temps ses habitudes de boire, et alors reparaissent les spasmes épileptiques, avec écume à la bouche, arc de cercle, etc., telles qu'on les observe aujourd'hui.

État actuel. — Il est facile chez Bar... de constater l'existence d'attaques convulsives typiques. Ces attaques ne s'accompagnent jamais de morsure de la langue; elles durent jusqu'à une demi-heure. Il les a tous les huit ou dix jours environ et à peu près chaque fois qu'il sort de l'hospice pour faire quelques commissions en ville, à la suite des libations auxquelles il ne manque presque jamais de se livrer en ces occasions.

Il présente encore d'autres stigmates hystériques. Il existe une anesthésie absolue pour le tact, la température et la douleur, localisée dans cette portion du domaine du facial inférieur que l'on peut appeler la joue. Elle englobe le menton et s'étend à l'intérieur sur la moitié correspondante de la muqueuse de la cavité buccale.

Il n'existe point d'autre plaque d'anesthésie, mais dans l'hypocondre du côté gauche on note la présence d'une zone hystérogène parfaitement caractérisée.

Enfin, nous constatons l'existence d'un double rétrécissement du champ visuel, avec micromégalopsie dans les deux yeux sans scotome central. Le goût, l'ouïe, l'odorat sont affaiblis à gauche.

Le réflexe pharyngien est totalement aboli du même côté. Il n'existe pas de trace d'hémiplégie dans les membres.

Le sommeil est agité, souvent interrompu par des cauchemars consistant principalement en sensation de chute dans des précipices. Il n'a jamais vu, assure-t-il, de bêtes en rêve. De plus, pendant la nuit, il souffre souvent de violentes crampes dans les jambes et de fourmillements dans les pieds et les mains. Mais ceci dépasse le domaine de l'hystérie et rentre plus vraisemblablement dans celui de l'alcoolisme.

Au repos, on remarque déjà un certain degré d'asymétrie. La commissure labiale gauche paraît légèrement tirée en haut et en dehors, tandis que la droite est tombante. Il n'existe aucune déviation de la langue. Mais si l'on fait rire ou grimacer le malade, on voit la commissure gauche se relever notablement et s'entourer de plis en demi-cercle.

A droite, les muscles du menton, les abaisseurs de la lèvre inférieure, fonctionnent normalement. Il en est de même pour le mouvement d'écartement de la commissure dans le plan horizontal (risorius de Santorini), pour l'élévation de la lèvre supérieure (petit zygomatique) et pour l'occlu sion des lèvres et le sifflement (orbiculaire des lèvres). Mais le mouvement d'élévation de la commissure en dehors et en haut (grand zygomatique) ne se fait pas, et nous savons en outre, par ce que le malade nous a raconté, à savoir qu'il était obligé autrefois de relever avec les doigts ses aliments qui retombaient dans la gouttière gingivale, que le buccinateur a été autrefois paralysé. Il ne paraît donc y avoir que deux muscles atteints : le buccinateur et le grand zygomatique.

Ajoutons que les réactions électro-musculaires sont parfaitement normales, bien que la paralysie remonte environ à trois ans, et qu'il n'y a nulle trace de spasme ni de secousses musculaires.

Nous retrouvons plus tard Bar... à l'hôpital Saint-Antoine, dans le service de M. Gingeot. Après avoir quitté la Salpêtrière, Bar... avait repris son ancienne profession de tonnelier, mais il ne tardait pas à être victime d'une violente attaque de nerfs. Il tombait sans connaissance et dans sa chute se contusionnait la paupière gauche. C'est après cet incident qu'il est rentré à l'hôpital.

Outre la paralysie du grand zygomatique et du buccinateur, signalée par M. Charcot, nous croyons constater une certaine impotence fonctionnelle du petit zygomatique. Quand on commande à Bar... d'élever la lèvre supérieure, il peut à peine soulever la partie droite de cette même lèvre, tandis que la moitié gauche se porte aisément en haut. Pendant ce mouvement, il nous semble que les muscles élévateurs de la lèvre supérieure à droite jouent moins bien que les muscles correspondants du côté opposé, et que la partie latérale du nez se plisse imparfaitement à droite, en même temps que la partie supérieure du sillon naso-labial se montre peu apparente.

Peut-être doit-on incriminer en outre la parésie d'un élévateur commun de la lèvre supérieure et de l'aile du nez ?

Observation XX

Communiquée par M. Ballet à la Société médicale au nom de M. Boinet (de Montpellier) le 9 janvier 1891.

Rosine C..., trente-et-un ans, journalière, entre le 17 septembre 1890 dans le service de clinique médicale dont nous étions temporairement chargé, pour une ancienne paralysie faciale droite et pour un tremblement tout récent du membre supérieur droit.

Ces accidents, de nature hystérique, sont survenus brusquement, à sept ans de distance, à la suite de deux vives émotions.

Cette malade, dont la mère est très nerveuse et paraplégique, présente elle-même des signes très nets d'hystérie (abolition du réflexe pharyngien, pleurs, crises, etc.). Elle raconte qu'en 1883, elle éprouva une grande frayeur à la vue d'une opération laborieuse de hernie étranglée que l'on pratiquait sur sa mère. Quelques heures après, elle fut atteinte d'une paralysie faciale droite qui, depuis sept ans, n'a subi aucune modification.

État actuel. — 1° Nous observons, en effet, une paralysie incomplète du facial inférieur, offrant le type des paralysies faciales centrales. L'orbiculaire de l'œil droit et le muscle de Horner sont respectés, le pli nasogénien est moins accusé, la commissure est abaissée, la motilité de la langue est intacte. La moitié droite de la face est anesthésiée. La diminution de la sensibilité est moins accusée au niveau de la joue. Il n'y a aucun signe d'hémispasme glosso-labié.

2° La malade s'inquiète davantage du tremblement de son membre supérieur droit, qui s'est produit à la suite d'une attaque. Le 10 septembre, à huit heures et demie du matin, elle est brusquement et brutalement assaillie, sur une route déserte, par trois rôdeurs qui la baillonnent, la rouent de coups et la dévalisent. Elle reste quelque temps dans un fossé sans pouvoir se relever, elle regagne péniblement sa demeure ; elle veut, en arrivant, raconter son aventure, elle ne peut dire un seul mot. Elle éprouve une violente douleur occipitale, une céphalalgie opiniâtre et, vers minuit, après plusieurs heures d'agitation, elle est prise de tremblement, limité au membre supérieur droit. Elle ressent de forts élancements dans la colonne vertébrale et dans les membres inférieurs.

Ce n'est qu'au bout de trois jours qu'elle peut prononcer quelques mots. Le lendemain cette aphasie avait disparu.

Le 16 décembre, nous constatons que le membre supérieur droit, immobile à l'état de repos, présente, dès que la malade se redresse sur son lit, une série d'oscillations régulières, peu étendues, lentes, se reproduisant quatre-vingts fois par minute environ.

Le bras s'écarte rythmiquement du tronc, l'avant-bras se fléchit sur le bras, la main est agitée de mouvements de flexion et d'extension sur le poignet : les doigts n'ont pas de mouvements particuliers.

Pendant la marche, ces oscillations s'exagèrent. La malade se plaint d'une sensation de froid pénible dans le membre supérieur qui est le siège de ce tremblement. Cette sensation persiste un jour après la disparition du tremblement, qui survient brusquement sous l'influence de la suggestion. La guérison s'est maintenue depuis plus de deux mois. Par contre, la paralysie faciale n'a été améliorée par aucun moyen thérapeutique.

OBSERVATIONS XXI, XXII, XXIII

Communication à la Société médicale, par M. Chantemesse,
octobre 1890.

Ces observations ont trait à des troubles parétiques de la face, dont on peut résumer ainsi les caractères principaux : parésie dans le domaine du facial inférieur siégeant d'un seul côté ou des deux côtés avec prédominance unilatérale, accompagnée du même côté d'hémianesthésie sensitivo-sensorielle de la face, de paralysie motrice plus ou moins complète du membre supérieur, ou encore d'autres régions du corps, et enfin de troubles de l'intelligence et de perte de la mémoire. Réactions électriques non modifiées ; affection généralement bénigne. Voici un court résumé de l'histoire des trois paralysés auxquels se rapportent ces observations.

Le premier malade a déjà été présenté à la Société, il y a un an, par M. Gilbert. Son observation se trouve dans nos bulletins.

M. Brissaud a accepté le diagnostic d'hystérie toxique tabagique, et l'a mentionné dans son travail sur les hystéries provoquées. Après une période de guérison qui s'était maintenue pendant toute l'année, cet homme, qui était resté employé à Manufacture des tabacs, a été repris, le 16 septembre dernier, d'accidents très analogues à ceux dont il avait souffert l'année dernière. Anesthésie profonde des jambes et des pieds, démarche saltatoire ; parésie et analgésie du bras gauche, hémianesthésie faciale intense, spasme des artérioles de la rétine de l'œil gauche, constaté à l'ophthalmoscope, par M. Galezowski, et enfin parésie faciale très nette.

Le second malade est un homme de 30 ans qui avait souvent, dans son enfance, des crises nerveuses avec perte de connaissance. L'année dernière, à la suite d'une attaque, il a eu une paralysie du bras droit qui a guéri peu à peu. Nouvelle crise, il y a un mois. Depuis ce jour, paralysie du bras droit, avec anesthésie profonde, affaiblissement très marqué de la mémoire et de l'intelligence, douleurs de tête persistantes. Pendant la marche, la jambe droite est traînée et le pied frotte contre le parquet. Double parésie faciale plus marquée à droite avec anesthésie sensitivo-sensorielle du même côté. L'œil présente de la diplopie monoculaire avec achromatopsie.

Le troisième malade a été frappé, il y a quinze jours, par une pierre qui est tombée d'une grande hauteur sur la région lombaire. Il continue son travail malgré ce choc.

Le lendemain seulement, le bras droit et la jambe gauche se sont montrés très faibles et insensibles. La jambe droite présentait les mêmes phénomènes, mais moins développés.

Anesthésie des mains et des avant-bras des deux côtés. Double parésie faciale plus marquée à droite, qui donne au malade un air d'hébétude particulier, anesthésie sensitivo-sensorielle de la face prédominante à droite.

Observation XXIV (*Thèse de Michaut, Paris, 1890*). *Résumée.*

Attaque subite de sommeil hystérique, d'une durée de deux jours, comme première manifestation bruyante de la névrose, chez un homme robuste, âgé de 35 ans, mécanicien.

Hémiplégie droite consécutive. Hémianesthésie incomplète des membres et du tronc du même côté. Hémianesthésie sensitivo-sensorielle de la face et du cou, du côté gauche.

Hémipasme droit avec déviation de la langue du même côté. Le côté gauche de la face se présente immobile. Les plis sont effacés. Il existe une parésie des muscles du côté gauche en les faisant contracter.

Observation XXV. (*Decoux*).

Boud..., 37 ans, gantier, entre le 18 avril 1891 dans le service de M. Chauffard, à l'hôpital Broussais.

Antécédents héréditaires. — Son père est mort à 73 ans d'une affection cardiaque. Sa mère est atteinte d'aliénation mentale.

Antécédents personnels. — Dans son enfance il a eu des ganglions, mais qui n'ont pas suppuré.

Pas de syphilis. Il porte deux hernies inguinales.

C'est un intoxiqué. Il a été marchand de vin pendant un an ; il y a deux ans qu'il a quitté ce métier.

Il buvait alors cinq litres de vin et une douzaine de petits verres par jour. Depuis qu'il n'est plus dans le commerce il boit environ trois litres de vin dans sa journée.

Autrefois le malade était sujet aux migraines et avait des vomissements bilieux. Il a encore des pituites le matin.

Il y a douze ans il a eu la fièvre typhoïde. Elle a duré dix mois.

La migraine a cessé à la suite de cette maladie.

Caractère irascible, accès de joie et de tristesse. Il y a dix ans, attaqué de nerfs à la suite d'un accès de colère : il a éprouvé des sensations d'étouffement, mais il n'a pas perdu complètement connaissance.

Deuxième attaque il y a cinq ans, toujours à la suite d'une colère.

Depuis deux ans, il a eu des ennuis au sujet de pertes d'argent.

Il y a trois jours, en se levant, il s'aperçoit que sa jambe droite fléchit ; il manque de tomber ; le bras droit est comme mort.

État actuel. — La motilité est complètement abolie au membre supérieur droit, tandis qu'il n'existe que de la parésie au membre inférieur du même côté.

La face est atteinte d'une parésie complète du côté droit. A l'état de repos le sillon naso-labial est moins apparent à droite. La commissure gauche est plus haute.

Quand on commande au malade de serrer les dents et d'écarter en même temps les lèvres l'une de l'autre, les moitiés gauches des lèvres s'éloignent davantage qu'à droite, et l'orifice qu'elles circonscrivent est plus large.

Quand le malade parle, les muscles jouent mieux à gauche qu'à droite.

Quand il rit, la commissure gauche est portée en haut et en arrière et le sillon naso-labial apparaît plus accentué.

Quand il fait des mouvements d'écartement des commissures dans le plan horizontal la commissure gauche s'écarte davantage. Quand il relève les ailes du nez, il se forme deux plis sur la face latérale gauche du nez ; à droite ils sont à peine perceptibles.

La langue est déviée légèrement du côté paralysé. La luette est normale. Le malade ne peut fermer isolément que l'œil gauche. Quand il souffle, la joue se gonfle mieux à droite et l'air sort avec plus de facilité de ce même côté. L'œil droit est plus ouvert que le gauche, la paupière inférieure semble un peu renversée.

Le sourcil droit paraît plus élevé que celui de gauche, et la paupière supérieure à droite est plus large. Il n'existe aucune secousse musculaire. La migration des aliments à travers la bouche est un peu gênée à droite.

Au membre inférieur, les extenseurs de la cuisse ont conservé leur force, les fléchisseurs, au contraire, l'ont perdue. Il en est de même pour fléchisseurs et les extenseurs de la jambe.

La sensibilité est conservée des deux côtés (tact, douleur, température).

Les réflexes sont un peu exagérés, surtout du côté droit.

Il n'y a pas de rétrécissement du champ visuel.

Il n'existe pas de troubles des sens (ouïe, goût, odorat). La paralysie n'éveille aucune douleur à la face.

21 avril. — Le malade va mieux. Par les incitations suggestives on arrive à lui faire lever le bras droit à la hauteur de l'œil.

22 avril. — Le malade marche difficilement. Il lève mal la pointe du pied en marchant, et butte si on le pousse à marcher vite. Il lève le bras droit à la hauteur du front.

Au dynamomètre, main gauche 34

—   — droite 2

On électrise les membres malades. Amélioration.

23 avril. — On électrise de nouveau les membres malades.

30 avril. — On constate un peu de trépidation spinale. Les membres vont bien.

Il existe toujours de l'hémiparésie faciale.

1er juin. — Amélioration. Néanmoins la face conserve un certain degré de parésie et les muscles du côté sain jouent mieux que ceux du côté opposé. Il n'existe plus de déviation appréciable de la langue.

OBSERVATION XXVI (*Decoux*).

Dev., âgée de 39 ans, entre à l'hôpital Saint-Antoine, dans le service de M. Merklen, le 10 avril 1891.

Dans ses antécédents héréditaires on ne trouve pas de trace d'alcoolisme ni de névropathie.

La malade a toujours été très nerveuse : un rien la contrariait, la surexcitait. Elle apprenait très facilement et eut même son brevet d'institutrice.

Réglée à quinze ans, ses menstrues étaient régulières.

Vers l'âge de dix-sept ans, à la suite d'une croissance rapide, elle aurait été chlorotique.

A dix-huit ans elle eut des attaques de nerfs.

La malade raconte qu'elle devenait pâle, qu'elle sentait des fourmille-ments dans les membres, et que subitement elle perdait connaissance.

Pendant son attaque, elle ne faisait aucun mouvement, elle était inerte, mais elle serrait fortement les mâchoires, se mordait quelquefois la langue. Elle n'avait pas d'écume à la bouche. Ces attaques se renouve-laient plusieurs fois par semaine.

Elle se marie à l'âge de vingt-sept ans. Elle n'est pas heureuse en ménage. Son mari aime le cabaret et rentre souvent ivre à la maison. Elle lui fait de fréquentes observations à ce sujet.

A la suite d'une scène violente, la malade passe la nuit sans sommeil, accablée d'ennui ; le matin, en descendant l'escalier, elle tombe sans con-naissance. Au bout de cinq heures environ, elle revient à elle, mais elle est paralysée de tout le côté droit et complétement aphasique. Le même côté est aussi anesthésié. La face est énormément déviée à gauche, elle est le siège de mouvements spasmodiques. La langue est très épaisse, remplissant pour ainsi dire la cavité buccale, et fortement déviée à gauche ; la malade ne peut la mouvoir. Elle est obligée de s'alimenter avec du bouillon et du lait. Elle ne peut prononcer qu'une seule syllabe : hum.

Quand elle essaie de marcher elle ne fauche pas, elle traîne la jambe d'une seule pièce et il lui est difficile de détacher du sol la pointe du pied.

Au moment de son accident, la malade se trouvait enceinte de cinq mois de son deuxième enfant. Elle n'aurait pas eu de déviation conjuguée de la tête et des yeux, ni de troubles du côté du rectum et de la vessie.

Elle resta six mois aphasique. Elle recouvra l'usage de la parole dans les circonstances que nous allons signaler.

Un jour son mari était auprès d'elle et chantait pour la distraire. La malade eut l'idée de l'accompagner et subitement elle répéta la chanson d'une manière très intelligible.

A partir de ce jour, sa langue diminua progressivement de volume et les sons furent de mieux en mieux articulés.

Le bras se contractura par la suite. Il est « plus raide » en ce moment, comme le prétend la malade. La paralysie de la jambe, au contraire, n'a fait que diminuer. Aujourd'hui elle se sert assez bien de ce membre.

Depuis sa paralysie, la malade n'a pas eu de nouvelles attaques.

État actuel. — La malade accuse au niveau du front des douleurs névralgiques dont elle souffre depuis l'âge de 13 ans. Elle n'a jamais eu la migraine, ni envies de vomir, ni constipation. Elle a un mauvais sommeil non parce qu'elle souffre de la tête, mais « parce qu'elle est agitée et parce qu'elle a des douleurs dans les membres ».

On constate une légère hyperesthésie du côté gauche du corps. A droite la sensibilité est normale. Le tact est conservé. Il n'existe pas de zones hystérogènes. Tous les organes des sens sont intacts. L'acuité visuelle a diminué depuis cinq ans, mais on ne constate ni hémiopsie, ni dyschroma-topsie, ni rétrécissement du champ visuel, etc.

La malade est d'un caractère bizarre, irritable. Elle pleure et rit sans motif. Sa mémoire s'est énormément affaiblie.

Au repos, la face est à peine déviée à gauche.

Le sillon naso-labial est un peu plus accentué à gauche; la commissure du même côté est légèrement élevée. La partie de la face à gauche, comprise entre le menton et la commissure labiale, paraît être plus en relief. Le sourcil gauche est abaissé, la paupière recouvre le globe oculaire dans une plus grande étendue, ce qui fait que l'œil semble plus petit.

Quand on commande à la malade d'ouvrir la bouche, son orifice est moins large à droite et la commissure labiale est plus élevée du côté opposé.

Quand on lui ordonne d'exécuter des mouvements d'abaissement de la lèvre inférieure, la moitié gauche s'abaisse davantage. Il en est de même dans le mouvement d'élévation de la lèvre supérieure.

Quand elle souffle, la joue droite se gonfle mieux et l'air s'échappe du même côté.

Quand elle rit, la commissure est attirée en haut et en dehors à gauche; elle est entourée de trois plis concentriques énormes.

Le sifflement est impossible. Les mouvements de latéralité dans le plan horizontal ne se font qu'à gauche.

Quand elle relève la lèvre supérieure et l'aile du nez, on constate un pli profond situé au milieu du nez, à gauche, tandis que du côté opposé il n'existe que des plis à peine visibles.

La narine droite est abaissée.

Lorsque la malade parle, les muscles se contractent bien à gauche seulement.

Si elle relève le sourcil gauche, les plis du front paraissent plus accusés et plus élevés qu'à droite. La malade ressent de petits mouvements musculaires à ce niveau. A l'expiration, l'aile gauche du nez n'est pas soulevée.

La migration des aliments est un peu gênée à droite. La malade mange plus facilement du côté opposé.

Lorsque la malade ouvre la bouche, on observe de petits mouvements rythmiques, intermittents, qui se font au niveau de la lèvre supérieure. La langue, légèrement déviée à droite, a conservé tous ses mouvements, mais ils paraissent mieux se faire du même côté. Le réflexe pharyngien semble un peu diminué; les réflexes profonds du genou sont exagérés.

La malade est hémiplégique à droite. Le membre supérieur est contracturé; le membre inférieur est parésié. Quand elle marche, elle détache difficilement du sol la pointe du pied, elle ne fauche pas comme le paralytique vrai.

La sensibilité n'est pas atteinte, excepté du côté gauche, où il existe de l'hyperesthésie, par comparaison avec le côté opposé. Cette hyperesthésie est surtout bien évidente à la face. La cornée de l'œil gauche paraît moins sensible que celle de l'œil droit.

L'examen électrique de la contractilité des muscles montre que l'excitabilité faradique est parfaitement conservée. La résistance électrique du thorax n'est pas égale des deux côtés : à gauche, elle est de 18.750, tandis qu'à droite elle atteint le chiffre de 30.000.

A la face, il n'existe aucune différence.

La malade est beaucoup plus sensible à l'électricité dans la moitié gauche de la face.

L'examen ophthalmoscopique ne décèle aucune lésion de l'œil. Au périmètre, on constate que le rouge et le bleu sont aperçus au delà du noir, du côté externe de l'œil seulement, de telle sorte que la projection de leurs rayons par rapport à la rétine serait figurée par des lignes circulaires qui se coupent deux à deux extérieurement.

La malade présente une particularité très intéressante, sur laquelle M. Ballet a appelé notre attention, et qui n'a pas, que nous sachions, été signalée par les auteurs. Outre l'atrophie excessive du membre supérieur on constate chez la malade une atrophie osseuse portant sur la totalité du pouce.

Ce fait démontrerait que l'atrophie, dans l'hystérie, peut intéresser aussi bien les muscles que les os.

OBSERVATION XXVII (*Decoux*).

Le Pol..., âgé de 34 ans, garçon de café, entre à l'hôpital Saint-Antoine, dans le service de M. Ballet, le 20 avril 1891.

Antécédents héréditaires. — Son père est mort d'une maladie de la moelle épinière, il était alcoolique.

Sa mère était épileptique.

Antécédents personnels. — Le Pol... a été atteint d'épilepsie dès l'âge de onze ans. Il a contracté la syphilis à l'âge de vingt-quatre ans.

Il y a deux ans, dans un hôtel borgne de la rue Turbigo, il reçoit un coup de couteau à la région frontale droite. Deux heures après cette blessure, il tombe sans connaissance, et quand il revient à lui il est hémi-anesthésique du côté droit et hémiplégique de l'autre. La langue, forte-ment déviée à gauche, est recourbée en forme de crochet au niveau de sa pointe, et la commissure gauche est attirée en haut.

État actuel. — Les phénomènes spasmodiques ont beaucoup diminué. Le malade accuse des bourdonnements qui se produisent dans son oreille.

Il est sujet à des céphalées intenses. Il a des attaques de temps à autre.

Tout le côté droit du corps est complètement insensible à la douleur. A gauche, on constate un peu d'hyperesthésie.

Le côté gauche du corps est hémiplégique ; il n'est pas contracturé. Le côté droit est tout à fait normal.

Il existe un rétrécissement double du champ visuel, ainsi que de la diplopie binoculaire. La vue s'est affaiblie depuis deux ans.

Au repos, la lèvre supérieure est attirée en haut au niveau de la partie moyenne de sa moitié gauche. L'aile du nez gauche est plus élevée.

Quant on fait ouvrir la bouche au malade, son orifice apparaît plus large à gauche qu'à droite et le sillon naso-labial devient très accentué.

La langue est fortement déviée à gauche, elle semble un peu plus épaisse à droite ; elle est agitée de petites secousses rapides. Le malade ne peut la porter en haut qu'avec peine et il la projette difficilement en avant.

Quand il souffle, l'air passe du côté contracturé, et la joue gauche se gonfle davantage. Il ne peut siffler. La luette est trémulante et déviée à gauche.

Les aliments s'accumulent à gauche dans le sillon gingival.

Au niveau des muscles releveurs de la lèvre supérieure, on constate de petites secousses qui se produisent beaucoup mieux à l'état de mouvement qu'à l'état de repos.

Quand le malade parle, le côté droit participe à l'expression ; il n'est pas un masque muet, et ses rides ne sont pas effacées.

Le sourcil gauche est abaissé, et cette asymétrie ne disparaît pas lorsqu'on fait froncer le sourcil ou ouvrir les yeux du malade.

Quelques jours après son entrée à l'hôpital, Le Pol... présenta de nouveaux phénomènes. Ainsi, quand on lui commandait de souffler, la joue droite se gonflait fortement et l'air s'échappait du même côté. En outre, la lèvre supérieure paraissait un peu flasque et tombante dans sa partie droite ; enfin, quand le malade ouvrait la bouche, on constatait que son orifice était plus large à droite qu'à gauche.

En présence de ces faits, nous avons songé à une parésie droite qui se serait surajoutée à l'hémispasme, à titre d'épiphénomène de l'hystérie. Cette parésie ne serait-elle pas localisée, à droite, à la moitié de l'orbiculaire, à l'élévateur et au buccinateur ?

Observation XXVIII. (*Tournant*).

Hoffmann, 34 ans, menuisier, entré à l'hôpital Lariboisière, le 11 janvier 1892.

Antécédents héréditaires. — Père violent, emporté, mort il y a vingt ans, d'une maladie de cœur.

Mère bien portante, n'ayant jamais présenté aucun phénomène nerveux.

Deux frères morts de blessures pendant la guerre de 1870.

Actuellement le malade possède encore un frère et une sœur bien portants, mais ayant eu des convulsions pendant leur enfance.

Antécédents personnels. — Le malade a eu une enfance maladive.

Tout jeune, il eut des convulsions à plusieurs reprises : il était très irritable ; se mettait très vite en colère, pleurait facilement.

Vers 8 ans, fièvre typhoïde. Scarlatine. Fièvre cérébrale ??

A 13 ans, il était alors apprenti menuisier, il quitte Paris, va travailler en Vendée : il s'y porte très bien.

En 1877, il s'engage en Afrique, aux Zouaves ; il y reste deux ans : pas de fièvre intermittente, le malade accuse seulement quelques excès éthyliques et vénériens.

En 1879, il rentre à Paris, fait une pleurésie qui dure deux mois et demi.

Peu de temps après il se marie. Sa femme lui donne quatre enfants : deux meurent, dit-il, des convulsions ; le troisième d'une méningite ; le quatrième vit encore ; comme ses frères, il eut à maintes reprises des convulsions, il est très irritable.

En 1883, à la suite d'une discussion assez violente avec un de ses directeurs, le malade éprouve une sensation de strangulation et d'étouffement, il se met à trembler puis tombe sans connaissance : pas de cri, aucune émission d'urine ou de matières fécales, pas de morsure à la langue, pas d'écume à la bouche, pas de mouvements ; le malade reste ainsi dix minutes, puis revient à lui ; il se sent harassé, se plaint d'une courbature générale et d'un grand mal de tête, il rentre chez lui, se couche, le surlendemain il reprenait son travail, ne se ressentant nullement de son attaque.

En 1884, travaillant sur le bord de la Seine, dans l'île Saint-Denis, au mois de décembre, il voit une personne disparaître sous la glace ; immédiatement il se jette à l'eau, disparaît aussi sous cette glace et revenait, dit-il, avec son fardeau humain, quand ne retrouvant plus le trou qui lui avait servi de porte d'entrée, il se sent couler et tombe au fond de l'eau. Ses camarades le retirèrent et le transportèrent dans une maison voisine (briques chaudes, potions cordiales). Il reste ainsi vingt-quatre heures sans connaissance et dans une insensibilité complète.

Quand il revint à lui, il constata un engourdissement, une parésie du côté droit, telle qu'il dut s'appuyer sur deux personnes présentes pour atteindre une voiture qui devait le ramener à son domicile ; cette parésie augmenta rapidement et, trois jours après sa chute à l'eau, il avait le côté droit du corps complètement paralysé avec une anesthésie profonde de tout le côté.

Le membre supérieur n'était pas entièrement paralysé, quelques mouvements du bras étaient encore possibles.

Le côté droit de la face était anesthésié : mais il est impossible au malade de nous dire s'il y avait déviation des traits : celle-ci ne fut constatée que trois mois après l'attaque par un médecin ; cependant le malade se rappelle très bien que quelques jours après sa chute à l'eau il a remarqué que sa salive s'écoulait assez fréquemment par sa commissure labiale droite.

En 1886, à la suite d'une vive discussion avec sa femme ; en 1888, après une altercation avec un de ses parents, il ressent la même sensation de strangulation et d'étouffement qu'il avait déjà éprouvée lors de sa première attaque ; il sort de chez lui et tombe dans la rue : mêmes phénomènes que la première fois, il se sent courbaturé : rentre chez lui et se couche : le surlendemain de ces attaques il reprenait son travail.

En 1887, syphilis.

Au commencement de décembre dernier, il est pris d'une grippe légère, mais continue à travailler.

Le 7 janvier, il ressent des douleurs vives dans le moignon de l'épaule, le bras, et les doigts du côté gauche ; il se plaint en même temps d'une sensation de froid dans tout ce membre : le malade se rappelle n'avoir subi aucun traumatisme (ouate, frictions) ; les douleurs cessent, mais peu à peu il remarque que son bras est faible, qu'il ne peut plus serrer les objets avec sa main gauche ; le dimanche 10, il se trouve le membre supérieur gauche paralysé et complètement insensible.

Il entre à l'hôpital Lariboisière, le 11 janvier.

État actuel. — C'est un homme vigoureux, bien musclé ; l'état général est bon.

Les mouvements, la force des membres du côté droit, sont normaux ; pas d'atrophie : même constatation pour la jambe gauche, réflexes normaux,

Le malade se présente avec une paralysie du bras gauche et une dévia
tion des traits de la face vers ce côté gauche.

Paralysie du bras gauche. — Cette paralysie n'est pas complète;
le malade peut encore faire quelques mouvements; il fléchit encore,
incomplètement il est vrai, la main sur l'avant-bras, et celui-ci sur le
bras, mais la plupart des mouvements de l'épaule sont impossibles; le
malade ne peut, sans le secours de la main droite, porter la gauche à la
hauteur du cou.

Le membre paralysé est flexible dans toutes ses articulations; pas de
rigidité, ni de contractures.

Les réflexes tendineux au coude et au poignet sont conservés : pas
d'atrophie.

Au dynamomètre. Force de pression à gauche : 10.
                      —   à droite : 55.

Le malade est gaucher.

Les troubles de sensibilité sont assez profonds.

La sensibilité au contact, à la douleur, au froid, est extrêmement
diminuée dans toute l'étendue du bras.

Cette insensibilité d'ailleurs n'est pas limitée à la peau, elle occupe
aussi les parties profondes.

Les mouvements de torsion, d'arrachement, imprimés au coude, au
poignet, avec violence, sont à peine perçus par le malade et ne provoquent
qu'une douleur très légère.

Il y a perte des notions se rattachant au « sens musculaire ». Si nous
faisons fermer les yeux au malade et que nous lui commandions d'aller
avec sa main droite saisir la gauche, il finit par y arriver, mais après plusieurs tâtonnements.

Anesthésie articulaire; si nous plaçons l'un sur l'autre deux doigts de
la main gauche, il est impossible au malade de deviner la position de ses
doigts.

La faradisation énergique des muscles ou des troncs nerveux, alors
qu'elle provoque cependant de fortes contractions musculaires, est à peine
sentie.

La limite supérieure de l'anesthésie est déterminée par une ligne con-
vexe à peu près circulaire qui, passant par le creux de l'aisselle, empié-

terait sur le creux sous-claviculaire et la base du cou ; cette ligne déborde donc le territoire du plexus brachial.

Coloration normale des téguments.

Absence de troubles vasculaires ou trophiques.

Pas d'atrophie : pas de dégénérescence.

Paralysie faciale. — Au repos, l'asymétrie faciale est modérée.

Du côté droit, la joue paraît quelque peu lisse, les reliefs sont moins accentués :

La commissure droite est abaissée ; la gauche est légèrement attirée en haut et en dehors.

L'aile du nez n'est que fort peu déviée à gauche, le sillon naso-labial est moins accentué à droite qu'à gauche.

L'interstice formé par les lèvres ne décrit plus une courbe élégante, mais une ligne oblique ; l'orbiculaire des paupières est indemne.

Si l'on fait ouvrir la bouche au malade, l'orifice est plus large à gauche, et le sillon naso-labial gauche devient très accusé.

Si on le fait souffler, la joue droite, affaissée par la paralysie du buccinateur, cède passivement à la colonne d'air au moment de l'expiration, se gonfle davantage que la gauche et l'air s'échappe de ce côté droit.

La langue est tirée facilement hors de la bouche : elle est droite, les deux moitiés sont symétriques : pas de contractions fibrillaires.

Quand le malade parle, le côté droit reste immobile, et a perdu toute faculté d'expression mimique.

Les mouvements de latéralité des commissures dans le sens horizontal se font mal ; ils sont plus étendus du côté gauche.

La progression des aliments dans la cavité buccale est gênée, et ceux-ci s'accumulent parfois dans le sillon gingival droit, et le malade est obligé d'avoir recours à ses doigts pour les refouler dans le fond de la bouche.

La salive s'écoule de temps en temps de la commissure droite.

Le malade ressent de petits mouvements musculaires au niveau de l'orbiculaire des lèvres et des zygomatiques du côté gauche et l'on peut parfois apercevoir ces petites contractions rythmiques, intermittentes.

Rarement elles ont lieu spontanément, elles demandent à être provoquées par un mouvement quelconque (action de rire, de grincer des dents).

La sensibilité n'est pas abolie.

Pas d'anesthésie pharyngée.

Organe des sens. — L'examen des yeux a été fait par M. Kœnig : il a donné les résultats suivants :

Rétrécissement du champ visuel de l'œil gauche.

Amblyopie :

Œil droit normal.

L'odorat, le goût sont émoussés.

L'ouïe est fortement diminuée ; le malade présente, il est vrai, une otorrhée ; mais celle-ci date du commencement de sa grippe, et il s'est aperçu déjà depuis longtemps qu'il n'entendait plus bien.

Le malade est soumis aux courants interrompus.

18 janvier. — Arthralgie très vive dans l'épaule, disparition le troisième jour.

23 janvier. — Apparition d'un point hystérogène dans l'hypocondre gauche.

La sensibilité revient dans le bras : la paralysie ne change pas, mais paraît cependant un peu moindre.

Tremblement continu très marqué dans le membre supérieur gauche augmentant avec les mouvements.

27 janvier. — La paralysie disparaît peu à peu.

Dynamomètre : main gauche : 15.

main droite : 55.

1er février. — L'anesthésie a disparu entièrement ; les mouvements du membre reviennent ; le malade maintenant peut l'élever à la hauteur des yeux.

10 février. — Amélioration sensible dans le membre supérieur droit.

Dynamomètre : main gauche : 30.

— main droite : 55.

La paralysie faciale a présenté une certaine mobilité ; tantôt elle paraissait très atténuée, tantôt au contraire plus prononcée : en somme, elle est restée comme elle était à l'entrée du malade à l'hôpital.

OBSERVATION XXIX. (*Descroizilles et Du Pasquier*). Résumée

Charlotte M..., âgée de neuf ans et demi, entre à l'hôpital des Enfants-Malades le 13 février 1891. Enfant grande et fortement constituée. Mère nerveuse, impressionnable, souffre depuis trois ans presque constamment de la tête, surtout du côté gauche; probablement migraine ophthalmique fruste.

Chez la jeune malade on remarque des bizarreries de caractère, des insomnies, de la céphalalgie presque continuelle du côté gauche, surtout frontale. Pas de troubles sensitifs, ni sensoriels. Hyperesthésie cutanée généralisée, accentuée surtout aux régions ovariennes : le pincement de la peau en cet endroit détermine de vives contorsions suivies de pleurs. Réflexe pharyngien aboli.

Paralysie faciale inférieure du côté droit, sans spasme du côté opposé. La paralysie, manifeste au repos, s'accentue dans le rire; une bougie est difficilement éteinte du côté droit des lèvres ; voile du palais non dévié; pas de troubles de la parole ; langue légèrement déviée à droite, avec légère incurvation du sillon médian. Orbiculaire des paupières indemne. Pas d'hémiplégie.

La malade sort au bout d'un mois, très améliorée. Il n'y a plus de céphalalgie, plus d'hyperesthésie ovarienne ; la paralysie faciale droite est beaucoup moins manifeste. L'anesthésie pharyngienne persiste.

OBSERVATION XXX. (*Personnelle*)

Bez..., Léon, âgé de 27 ans, chaudronnier (Septembre 1891, service de M. Oulmont, à l'hôpital Tenon).

Pas d'antécédents de famille.

Antécédents personnels. — Il y a quatre ans, tuméfactions ganglionnaires multiples dans la région cervicale, mais jamais d'abcès à ce niveau ; rien aux poumons.

Au mois d'août dernier, première attaque. Le 2 ou 3 août, étant à son travail, le malade éprouve une sensation de boule lui montant à la gorge (aucune cause occasionnelle appréciable, il n'avait fait aucun excès, n'avait éprouvé ni peur, ni colère). Il n'a pas le temps d'appeler à l'aide, et tombe sans connaissance; il revient à lui après cinq minutes environ, sans s'être débattu, sans avoir poussé de cris. Crise de larmes après l'attaque. Il constate alors qu'il est complétement hémiplégique du côté droit (membres et face). Pas d'aphasie, toute la face est déviée à gauche. On doit le transporter chez lui, et les mouvements reviennent au bout de deux ou trois jours.

Depuis cette époque, plusieurs autres attaques, en moyenne une par semaine; la dernière, il y a cinq jours, à la suite de laquelle il a eu de l'aphasie transitoire pendant environ trois heures.

État actuel — Rien dans le territoire du facial supérieur. Déviation des traits du côté gauche dans la partie inférieure de la face : commissure labiale gauche attirée en haut, surtout dans le rire, mais aucun mouvement spasmodique des lèvres.

La langue n'est pas déviée, bien qu'en raison du déplacement de la commissure gauche, elle paraisse légèrement tournée vers la droite, parce qu'elle ne correspond plus à la ligne médiane.

Lorsque le malade parle, on voit que les parois de la joue droite sont paralysées et flasques : le malade *fume la pipe.*

Membre supérieur droit au dynamomètre = 29.

Membre supérieur gauche = 45. Diminution de la force musculaire du membre inférieur droit.

Léger embarras de la parole : le malade hésite un peu et cherche ses mots.

Sensibilité générale. — Zones d'anesthésie irrégulièrement disséminées sur le membre supérieur et le membre inférieur du côté droit ; retard des sensations. Pas de points hystérogènes.

Ouïe, goût, odorat conservés.

Rétrécissement du champ visuel à droite.

Réflexe pharyngien conservé.

2 octobre. — Application de l'aimant toute la nuit. Au dynamomètre à droite = 24; à gauche = 40.

5 octobre. — Encore un peu de déviation des traits. A gauche = 44 à droite = 44.

7 octobre. — A gauche = 42 ; à droite = 25.

19 octobre. — A gauche = 38 ; à droite = 40.

20 octobre. — Crise d'hystérie.

21 octobre. — A gauche = 45 ; à droite = 43.

Le malade sort le 27 octobre ; l'hémiplégie faciale a complétement disparu.

Bien que le spasme glosso-labié ne rentre pas dans notre sujet, nous croyons devoir donner ici, a titre de documents, les observations résumées des malades dont les photographies, fidèlement reproduites par notre ami L. Tanquerey, nous ont servi pour le diagnostic. Nous avons cru utile de bien montrer ces déviations considérables et cette torsion de la langue, qui n'existent pas dans le cas de paralysie véritable.

OBSERVATION A. *(personnelle)*.

Dr..., Georges, peintre en bâtiments, âgé de 46 ans. Entré le 28 mars 1891, service de M. Oulmont.

Antécédents héréditaires. — Père mort d'un accident ; non alcoolique. Une sœur du père morte aliénée (lypémanie, suicide). Mère encore vivante, hystérique : a eu des crises autrefois.

Antécédents personnels. — A 21 ans, deux chancres avec adénite inguinale suppurée à droite ; pas de roséole ; pas de céphalalgie ni autres manifestations que le malade ait pu remarquer à la suite de ces chancres. Syphilis peu probable.

Depuis l'âge de 13 ans, peintre en bâtiments. En 1881 (au bout de 22 ans), première colique de plomb ; depuis, il en a eu presque tous les ans, qui duraient de 12 à 15 jours. Séjour à l'hôpital Tenon il y a 2 ans. Quelques mois après, paralysie saturnine des extenseurs de la main droite (chute du poignet, impossibilité d'étendre les doigts).

Alcoolisme : Cauchemars depuis longtemps (vision d'animaux, d'incendies, etc.) ; pas de pituites le matin. N'avoue cependant qu'un litre de vin par jour en moyenne, et parfois de l'absinthe. N'a jamais eu d'attaques de nerfs.

Depuis un an, son caractère a changé ; il est devenu sombre, taciturne (depuis la mort de sa femme) ; de temps en temps, il a des étourdissements.

Il y a 3 jours, il s'était couché bien portant; pas d'excès d'aucune sorte; pas de chagrins ni d'émotions. Le matin, quand il se réveille, il ne peut plus parler; la langue est déviée à gauche; la figure déviée aussi probablement, mais le malade ne s'en aperçoit pas. Il traîne la jambe droite, et se sent plus faible du bras droit.

Etat actuel : Faciès endormi, masque immobile; parole lente, syllabes scandées, néanmoins il trouve bien tous ses mots. Traits de la face déviés à gauche; rides et pli naso-labial plus accentués à gauche; commissure gauche plus élevée que la droite; les lèvres sont bien fermées des deux côtés.

Langue déviée à gauche, sort de la bouche avec effort, décrit une courbe dont la concavité est tournée vers la commissure gauche; les deux moitiés de la langue sont sensiblement égales et de pareilles consistance. L'orbiculaire des paupières indemne.

Diagnostic : Hémispasme glosso-labié à gauche.

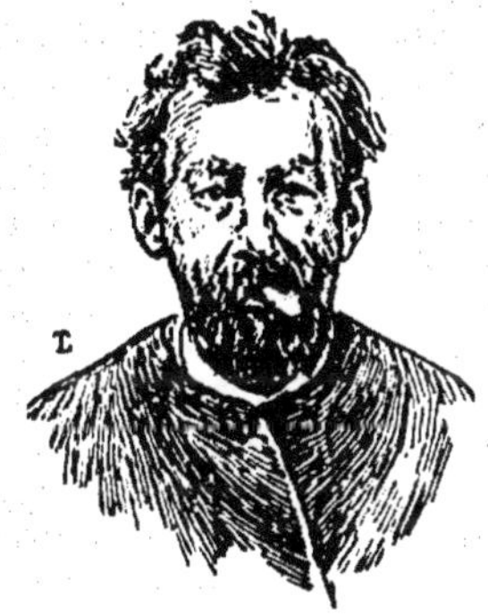

Spasme glosso-labié gauche (La langue n'est pas tordue).

Hémianesthésie complète du côté droit: perte de la sensibilité superficielle et profonde. Réflexe pharyngien non aboli, mais diminué; anesthésie articulaire, perte de la notion de la position des membres à droite. Réflexes normaux.

Hémianesthésie sensorielle : goût, odorat abolis à droite. Audition diminuée; amblyopie de l'œil droit.

Rétrécissement du champ visuel à droite seulement. Pas de dyschromatopsie.

Au dynamomètre, à droite = 11; à gauche = 39.

6 Avril. — A droite = 12; à gauche = 41.

8 Avril. — A droite = 17; à gauche = 41. La sensibilité est revenue sur l'avant-bras et la main droite.

15 Avril. — A droite = 18 ; à gauche = 40. Sensibilité revenue au cou.

22 Avril. — A droite = 19; à gauche = 42.

OBSERVATION B *(personnelle)*

Del.., Clément, peintre, âgé de 58 ans, entré le 29 janvier 1891 (service de M. Oulmont).

Antécédents héréditaires. — Père mort à 56 ans d'hémorrhagie cérébrale. Mère morte à 45 ans ; a eu des crises d'hystérie fréquentes.

Antécédents personnels. — Fièvre typhoïde à 23 ans ; pas de syphilis, ni probablement d'alcoolisme. Jamais de paralysie saturnine ; il y a 7 ans, colique de plomb, depuis laquelle il est fréquemment indisposé ; plusieurs fois par an, il est pris de maux de tête assez violents, il éprouve des étourdissements, et surtout une courbature généralisée assez intense : il doit alors s'arrêter pendant plusieurs jours.

Depuis un mois environ, les étourdissements sont devenus plus fréquents et plus accentués : perte de connaissance à plusieurs reprises, mais jamais de phénomènes convulsifs ni de morsures de la langue ; en même temps, le le malade était très courbaturé, et se plaignait d'une grande faiblesse du bras et de la jambe gauches. Depuis quelque temps, son caractère s'était modifié profondément, il était devenu triste, mélancolique, indifférent.

Il y a huit jours, un matin, en s'éveillant, il constata une faiblesse plus grande du bras et de la jambe gauches, mais la paralysie n'a jamais été complète ; en même temps, la face et la langue étaient fortement déviées à gauche, et il parlait avec difficulté. La veille au soir, il s'était couché bien portant, et l'on ne peut relever comme antécédents de cette crise, ni excès d'aucune sorte, ni traumatisme, ni émotion violente.

État actuel. — Hébétude, visage sans expression; ptosis léger ; les paupières ne sont soulevées qu'avec peine. La parole est lente, hésitante, légèrement traînante, comme celle d'un homme en état d'ivresse ; néanmoins, il ne paraît pas y avoir de troubles intellectuels : il répond assez bien et a conscience de son état de torpeur ; il a lui-même constaté son changement de caractère depuis quelque temps.

Motilité. — Hémiparésie gauche intéressant le membre supérieur et le membre inférieur ; le malade traîne la jambe en marchant, mais la force musculaire y est beaucoup moins diminuée qu'au bras. Il peut fléchir l'avant-bras sur le bras, mais le mouvement d'abduction ne se fait plus, il détache avec peine le bras du corps. La force musculaire est très diminuée, comme on peut s'en convaincre en se faisant serrer la main. Rétraction de l'aponévrose palmaire remontant à six mois. Réflexes rotuliens normaux.

Sensibilité générale. — Hémianesthésie gauche totale : elle comprend toute la moitié gauche de la face, la moitié correspondante du tronc, le membre supérieur et le membre inférieur. Il y a *thermoanesthésie* dans toute cette étendue.

Sens spéciaux. — Vue : On ne constate qu'un peu d'amblyopie : le malade dit avoir comme un brouillard devant les yeux ; l'affaiblissement de la vue est beaucoup plus marqué à gauche. Pupilles normales ; pas d'inégalité ; réagissent bien à la lumière et à l'accommodation ; champ visuel non rétréci.

Ouïe : Un peu d'affaiblissement à gauche.

Examen de la face. — La déviation est peu marquée, et le pli nasogénien gauche est à peine plus accentué que le droit ; mais la déformation était beaucoup plus considérable lors de son entrée à l'hôpital. Tremblement fibrillaire de la lèvre supérieure et de la joue du côté gauche pendant la parole et après un mouvement, mais ce tremblement disparaît au repos. Au repos, les lèvres se ferment complètement ; le visage est immobile et sans expression du côté droit, les deux paupières sont légèrement tombantes, le malade paraît toujours somnolent.

La *langue* est fortement déviée à gauche ; lorsque le malade veut la projeter en avant, elle vient s'appliquer contre la commissure labiale gauche qu'elle embrasse. Grande difficulté pour parler et pour mâcher, la langue se prenant entre les arcades dentaires à gauche.

La sensibilité tactile est complètement abolie dans la moitié gauche de la langue.

Diagnostic : Hémispasme glosso-labié gauche.

Rien de particulier dans les viscères thoraciques et abdominaux.

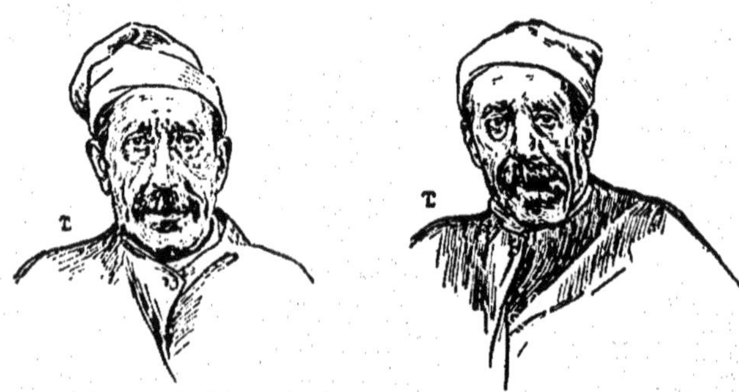

Hémispasme glosso-labié gauche.

Comme nous l'avons dit, le malade est devenu mélancolique ; il pleure facilement, mais il n'y a pas de troubles de la mémoire ; le malade trouve facilement ses mots, bien qu'il prononce avec lenteur et en scandant légèrement les syllabes.

22 février. — Dynamomètre, à gauche = 14 ; à droite = 36. L'aimant a été appliqué sur le côté gauche depuis le 16 février ; le 18, la sensibilité a reparu dans le membre inférieur gauche ; deux jours après, dans le côté gauche de la face, du thorax et de l'abdomen ; le membre supérieur est seul demeuré anesthésique, jusqu'au niveau d'une ligne passant immédiatement en dedans du moignon de l'épaule. Aujourd'hui 22, la sensibilité est revenue dans tout le côté gauche ; à droite, elle est restée tout le temps normale. État cérébral plus satisfaisant, la torpeur est beaucoup moins marquée. Pas de modifications dans la contracture de la langue et dans les phénomènes parétiques.

4 mars. — Augmentation considérable dans la force musculaire ; dynamomètre à droite = 42 ; à gauche = 24. État général beaucoup plus satisfaisant.

16 mars. — Dynamomètre, à droite = 40 ; à gauche = 34 ; le retour de la sensibilité persiste à gauche, malgré la suppression de l'aimant depuis 15 jours. La contracture de la langue existe encore, mais beaucoup moins marquée ; lorsque le malade tire la langue, elle sort presque droite, et ce n'est qu'au bout de quelques instants qu'elle est de nouveau attirée à gauche.

Le malade sort de l'hôpital, mais le lendemain de sa sortie, voyant mal de l'œil gauche, il est écrasé par une voiture.

OBSERVATION C (*personnelle*).

(*Résumée*)

P... Jean, mécanicien, 44 ans, entre le 20 Janvier 1891, service de M. Oulmont.

Pas d'antécédents héréditaires.

Antécédents personnels. — Manie le minium depuis 25 ans. Jamais

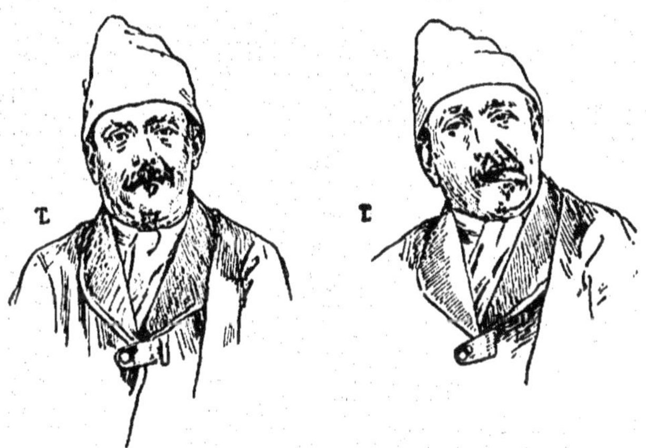

Hémispasme glosso-labié du côté gauche.

de coliques de plomb; pas d'alcoolisme; syphilis il y a 15 ans, modifications du caractère. Tabétique: mal perforant, douleurs fulgurantes depuis deux ans environ; ptosis transitoire à droite, il y a 6 mois.

Dans la nuit du 26 au 27 Janvier 1891, céphalalgie assez intense; le matin, forte déviation de la bouche vers le côté gauche. A son entrée à l'hôpital, spasme glosso-labié à gauche, intéressant la lèvre supérieure, la lèvre inférieure et la langue, qui est fortement déviée à gauche, avec courbure et torsion; tremblement spasmodique de tous les muscles du côté gauche de la face, compris l'orbiculaire des paupières.

A droite, le fonctionnement des muscles faciaux se trouve complètement annihilé, et tout ce côté reste complètement immobile.

TABLEAUX D'ENSEMBLE

AGE	SEXE	Hérédité et antécédents	MODE DE DÉBUT	HÉMIPLÉGIE
49 ans	femme	Pas d'hérédité ; pas d'alcoolisme ; pas d'athérome ; pas de syphilis ; pas de traumatisme ; morphinisme ; hallucinations ; idées de persécution ; plusieurs attaques d'hystérie suivies d'hémiplégie avec mutisme.	Début brusque à la suite d'une attaque.	*Observation IV* Hémiplégie droite ; mutisme ; conservation de la conscience ; pas d'atrophie ; pas d'altération dans les réactions électriques des muscles.
52 ans	femme	Pas d'hérédité ; pas de syphilis ; pas d'alcoolisme ; pas de maladies graves antérieures ; pas d'athérome ; pas de traumatisme.	Attaque apoplectiforme suivie d'hémiplégie à gauche avec douleurs.	*Observation V* Hémiplégie gauche avec douleurs ; recrudescence de l'hémiplégie au moment des règles, précédée d'angoisse et d'excitation ; pas d'atrophie ; pas de contracture.
60 ans	homme	Pas d'hérédité ; pas d'alcoolisme ; pas de syphilis ; athérome.	Début progressif	*Observation I* Hémiparésie gauche avec prédominance au bras.
M. K. 23 ans	homme	Depuis des années, attaques d'hystérie.	?	*Observation VI* Hémiplégie gauche ancienne.

Troubles sensitifs et sensoriels	MOTILITÉ DE LA FACE	SPASME
1er cas de Kœnig Hémianesthésie pour la chaleur à droite; hyperesthésie pour le froid à droite, sensibilité tactile diminuée à droite; plaque douloureuse dorsale; à la face, diminution à droite pour la douleur, le goût, l'odorat; champ visuel diminué à droite.	Parésie du facial inférieur droit; la parésie et la déviation de la commissure à gauche s'exagèrent pendant les mouvements; quelques troubles de la mastication.	Spasme léger à gauche; pas de déviation de la langue du côté du spasme.
2e cas de Kœnig Sentait des épingles immédiatement après l'attaque; pas de troubles bien nets de la sensibilité.	Au repos, déviation légère de le commissure à gauche, mais l'action de rire, de siffler s'accomplit normalement; langue déviée à droite; sillon naso-labial droit un peu effacé.	Pas de spasme.
Personnelle Hémianesthésie gauche complète et profonde pour tous les modes; troubles sensoriels; goût odorat, abolis à gauche; dyschromatopsie, rétrécissement du champ visuel à droite; réflexe pharyngien aboli.	Parésie du facial inférieur gauche; au repos commissure gauche un peu tombante; pendant les mouvements déviation des traits à droite; fume la pipe à gauche; impossible de siffler; en soufflant issue de l'air à gauche; langue légèrement déviée à gauche, non tordue.	Pas de spasme.
3e cas de Kœnig Tact, odorat, goût diminués à gauche; champ visuel rétréci.	Au repos, sillon naso-labial moins marqué à gauche; mouvements de la bouche normaux; déviation au repos seulement; mouvements de la langue faciles, et légère déviation à gauche.	Pas de spasme

AGE	SEXE	Hérédité et antécédents	MODE DE DÉBUT	HÉMIPLÉGIE
				Observation VII
45 ans	homme	Pas d'hérédité ; pas d'alcoolisme ; syphilis peu probable ; traumatisme puis troubles mentaux.	Début par traumatisme de la tête, suivi de perte de connaissance prolongée.	Hémiparésie à gauche.
				Observation VIII
49 ans	homme	Pas d'hérédité ; pas d'alcoolisme, fièvre typhoïde ; traumatisme ; chute sur la tête ; depuis, vertiges et accidents actuels.	Début brusque à la suite d'un traumatisme.	Hémiparésie à droite
				Observation IX
51 ans	homme	Pas d'hérédité ; syphilis en 1865 ; pas d'alcoolisme ; chute de cheval avec perte de connaissance en 1882 ; mélancolie et neurasthénie ; plusieurs attaques épileptiformes suivies d'hémiplégie avec hémianesthésie.	Début brusque par attaque épileptiforme.	Hémiplégie flasque à gauche.
				Observation XI
42 ans	femme	Troubles mentaux, hypocondrie.		Pas d'hémiplégie.

Troubles sensitifs et sensoriels	MOTILITÉ DE LA FACE	SPASME
4° cas de Kœnig Légère diminution de la sensibilité à gauche ; rétrécissement du champ visuel pour les deux yeux ; presbytie.	Parésie du facial inférieur gauche ; déviation de la bouche à droite ; sillon naso-labial peu marqué à gauche, mais le malade rit, siffle, souffle bien.	Spasme du cou ; sensation de tension et de raideur ; tremblement de la tête dans les mouvements ; léger spasme labial à droite ; un peu de tremblement de la lèvre inférieure du côté droit.
5° cas de Kœnig	Sillon naso-labial droit beaucoup moins accentué que le gauche ; un peu de déviation de la bouche à gauche.	Spasme facial à gauche avec tremblement.
6° cas de Kœnig Hémianesthésie à gauche ; réflexe pharyngien aboli, rétrécissement du champ visuel ; dyschromatopsie ; odorat aboli les deux côtés ; goût diminué à gauche ; ouïe diminuée à gauche.	Sillon naso-labial gauche peu marqué. Déviation de la bouche à droite quand le malade ouvre la bouche ; peut siffler et souffler, mais le côté gauche est plus faible.	Spasme marqué de la langue avec mouvements involontaires quand le malade ouvre la bouche.
8° cas de Kœnig Hémianesthésie partielle.	Déviation à gauche de la commissure buccale.	Spasme de la langue qui se déplace de droite à gauche et de gauche à droite involontairement.

AGE	SEXE	Hérédité et antécédents	MODE DE DÉBUT	HÉMIPLÉGIE
?	homme	A déjà souffert d'accidents analogues aux actuels, il y a un an, et attribués alors au tabagisme (ouvrier en tabacs) guérison pendant un an.	?	*Observation XXI* Démarche saltatoire parésie du bras gauche.
30 ans	homme	Pendant l'enfance, crises nerveuses avec perte de connaissance; il y a un an, attaque suivie de paralysie du bras droit; guérison graduelle.	Début il y a un mois par une crise nerveuse.	*Observation XXII* Hémiplégie droite démarche de Todd.
?	homme	??	Traumatisme.	*Observation XXIII* Parésie bras droit et jambe gauche.
35 ans	homme	??	Attaque subite de sommeil hystérique ; durée deux jours.	*Observation XXIV* Hémiplégie droite.

Troubles sensitifs et sensoriels	MOTILITÉ DE LA FACE	SPASME
M. Chantemesse (1890) Anesthésie profonde des jambes et des pieds ; analgésie du bras gauche ; hémianesthésie faciale intense ; troubles circulatoires de la rétine.	Parésie faciale très nette.	Pas de spasme.
M. Chantemesse (1890) Hémianesthésie profonde ; affaiblissement de la mémoire céphalalgie persistante ; hémianesthésie faciale à droite, sensitivo-sensorielle ; œil droit diplopie monoculaire et achromatopsie.	Parésie faciale bilatérale plus marquée à droite.	Pas de spasme.
M. Chantemesse (1890) Anesthésie des deux mains et des deux avant-bras ; anesthésie sensitivo-sensorielle de la face plus marquée à droite.	Parésie faciale bilatérale plus marquée à droite.	Pas de spasme.
Michaut (1890) Hémianesthésie incomplète des deux membres et du tronc à droite ; hémianesthésie sensitivo-sensorielle gauche de la face et du cou.	Au repos, plis faciaux effacés à gauche, parésie à gauche dans les mouvements.	Hemispasme à droite avec déviation de la langue à droite.

AGE	SEXE	Hérédité et antécédents	MODE DE DÉBUT	HÉMIPLÉGIE
				Observation X
42 ans	homme	Père épileptique, mère phthisique ; antécédents personnels : alcoolisme ; tuberculose ; depuis 1882 attaques d'épilepsie.	Début par violente douleur, suivie de contracture du bras gauche avec tremblement.	Monoplégie du bras gauche, avec contracture facile à vaincre ; tremblement.
				Observation III
J. S. 46 ans	femme	Pas d'antécédents héréditaires connus ; migraines fréquentes ; à la suite de scènes conjugales a eu des attaques de grande hystérie ; traumatisme (brûlure de joue) suivi des accidents actuels.	Début brusque après un traumatisme, guérison en quelques semaines.	Pas d'hémiplégie des membres.
				Observation de
38 ans	femme	Pas d'antécédents.	Début brusque sans cause, sans attaque.	Hémiplégie subite avec perte de la parole et agraphie.

Troubles sensitifs et sensoriels	MOTILITÉ DE LA FACE	SPASME
7e cas de Kœnig Plaques douloureuses multiples à la région sus-hyoidienne, au coude, au poignet, au pouce gauches, à l'hypocondre gauche ; tact diminué à gauche, mais les autres sens normaux.	Pas de déviation de la face pendant les mouvements ; langue mobile en tous sens ; le sillon naso-génien gauche moins marqué que le droit.	Pas de spasme.
Pitres Sensibilité intacte dans tous ses modes, à la face comme aux membres.	Blépharospasme à droite, qui disparaît brusquement et est remplacé par une paralysie de l'orbiculaire ; déviation de la bouche à gauche ; paralysie faciale droite avec flaccidité, diminution notable de l'excitabilité électrique.	Blépharospasme passager ; spasme du masséter.
M. Ballet (1892)	Paralysie systématique ; pas d'asymétrie au repos ; pendant les mouvements volontaires, la joue reste immobile et flasque, ainsi que la commissure ; fume la pipe en parlant.	Pas de spasme.

AGE	SEXE	Hérédité et antécédents	MODE DE DÉBUT	HÉMIPLÉGIE
				Observation II.
R... 33 ans	homme	Mère nerveuse, père mort d'apoplexie; pas de syphilis; alcoolisme; caractère irritable depuis l'âge de 19 ans, à cette époque, attaque apoplectiforme à la suite d'une contrariété vive; attaques d'hystérie deux fois par mois; boule hystérique.	Ignoré du malade.	Parésie de la jambe gauche depuis quatre ans.
				Observation XIX
Bar... 24 ans	homme	Père alcoolique; la mère avait des attaques de nerfs, aliénation mentale; antécédents personnels : alcoolisme; traumatismes; attaques hystéro-épileptiques fréquentes.	Le début de la paralysie faciale insidieux remonte probablement à 3 ans.	Pas d'hémiplégie; pas de déviation de la langue.
				Observation XX.
Ros. C. 31 ans	femme	Mère très nerveuse et paraplégique; antécédents personnels : signes d'hystérie manifeste; crises; pleurs, etc.; tremblement du bras droit à la suite d'une émotion et de céphalalgie violente; aphasie transitoire.	Début de la paralysie faciale il y a sept ans à la suite d'une peur.	Pas d'hémiplégie.

Troubles sensitifs et sensoriels	MOTILITÉ DE LA FACE	SPASME
Decoux (1891). Pas de réflexe pharyngien; hyperesthésie légère; rétrécissement double du champ visuel; dyschromatopsie.	Au repos: très légère déviation à droite; commissure gauche un peu abaissée quand le malade ouvre la bouche; orifice plus large à gauche; paralysie faciale gauche très accusée dans les mouvements; pas de déviation de la langue.	Pas de spasme; pas de secousses fibrillaires.
Charcot (Arch. neurologie 1891) puis Babinski (1892). Plaque d'anesthésie pour tous les modes à la joue gauche; zone hystérogène dans l'hypocondre gauche; goût, ouïe, odorat affaiblis à gauche; réflexe pharyngien aboli à gauche; fourmillements et crampes.	Asymétrie légère au repos; commissure droite tombante; déviation très accusée dans les mouvements; réaction électrique normale; plus tard, en 1892, paralysie systématique seulement pour les mouvements unilatéraux; actions de parler, de siffler, s'exécutent nettement.	Pas de spasme.
Boinet (1890). Réflexe pharyngien aboli; hémianesthésie droite à la face.	Parésie du facial inférieur droit; déviation au repos; pli naso-génien moins accusé; commissure abaissée; motilité de la langue intacte.	Pas de spasme.

AGE	SEXE	Hérédité et antécédents	ODE DE DÉBUT	HÉMIPLÉGIE
9 ans et demi	fille	Mère nerveuse ; migraine ophthalmique ; antécédents personnels: rougeole ; bizarreries de caractère; céphalalgie continuelle à gauche; pas d'attaques.	Début ignoré.	*Observation XXIX* Pas d'hémiplégie des membres.
Dev... 34 ans	femme	Pas d'hérédité ; attaques de nerfs fréquentes à dix-huit ans ; douleurs névralgiques frontales ; bizarreries de caractère.	Début apoplectique ; perte de connaissance pendant cinq heures, suivie d'hémiplégie droite avec hémianesthésie et aphasie (logoplégie) ayant guéri brusquement au bout de six mois.	*Observation XXIV* Hémiplégie droite avec démarche de Todd ; contracture du bras droit avec atrophie; excitabilité électrique des muscles conservée; réflexes rotuliens exagérés.
37 ans	homme	Mère nerveuse, père aliéné, sœur nerveuse ; antécédents personnels: très impressionnable ; à 35 ans, attaques de nerfs.	Début graduel.	*Observation XV.* Parésie des deux membres à gauche.

Troubles sensitifs et sensoriels	MOTILITÉ DE LA FACE	SPASME
Descroizilles et Du Pas-quier (1891). Hyperesthésie cutanée très marquée ; zones hystérogènes ovariennes ; céphalalgie fron-tale à gauche ; pas de trou-bles des sens spéciaux ; ré-flexe pharyngien aboli.	Paralysie faciale inférieure à droite, sensible au repos, très accusée dans les mouve-ments ; le voile du palais n'est pas dévié ; langue déviée à droite ; sillon médian un peu incurvé.	Pas de spasme facial. Spasme lingual ?
(obs. XI de la thèse de Decoux). Pas d'anesthésie ; légère hyperesthésie du côté gau-che, surtout à la face ; réflexe pharyngien un peu diminué ; pas de troubles sensoriels.	Parésie du facial inférieur à gauche.	Hémispasme glosso-labié à droite ayant suivi immédiatement l'apoplexie, très ac-cusé au début ; lan-gue fortement tordue et déviée à gauche ; mouvements diffici-les ; mouvements spas-modiques des mus-cles ; léger ptosis à droite avec abaisse-ment du sourcil droit.
Mesnet (1852). La conjonctive de l'œil gau-che est insensible ; goût, odorat abolis à gauche ; hémi-anesthésie faciale à gauche cutanée et muqueuse ; hémi-anesthésie notable des mem-bres à gauche ; pas d'anesthé-sie au tronc ; vue affaiblie à gauche.	Parésie faciale gauche ; pas de déviation faciale au repos ; déviation légère à droite dans les mouvements ; excitabilité électrique normale, mais non sentie, pour certains muscles faciaux ; paralysie du voile du palais ; pas de déviation de la langue.	Pas de spasme.

AGE	SEXE	Hérédité et antécédents	Mode de début	Hémiplégie
Hoffm... 34 ans	homme	Pas d'hérédité ; antécédents personnels : syphilis ; convulsions dans l'enfance ; irritabilité du caractère ; en 1883 aura hystérique ; perte de connaissance ; en 1884 immersion dans l'eau glacée ; hémiparésie droite avec hémianesthésie ; plusieurs pertes de connaissance avec aura hystérique.	Début graduel, précédé de douleurs dans le bras gauche.	*Observation* Monoplégie du bras gauche incomplète sans contracture ; réflexes tendineux normaux.
Bou... 56 ans	homme	Deux hémiplégies gauches, ayant débuté par attaques apoplectiformes.	Douleurs de tête pendant plusieurs jours ; apoplexie, perte de connaissance pendant six heures.	*Observation de* Hémiplégie gauche plus marquée au bras.
Argia M. 26 ans	femme	Mère et sœur hystériques ; antécédents personnels : depuis l'enfance, troubles nerveux ; attaques d'hystérie depuis un an.	Début graduel il y a un an à la suite d'émotions.	*Observation XII.* Hémiplégie droite, plus marquée à la jambe ; pas de contracture.

Troubles sensitifs et sensoriels	MOTILITÉ DE LA FACE	SPASME
XXVIII *(Tournant).* Anesthésie profonde du bras gauche à toutes sensibilités; réaction électrique normale mais non sentie; réflexe pharyngien conservé; rétrécissement du champ visuel et amblyopie de l'œil gauche; point hystérogène de l'hypocondre gauche.	Parésie du facial inférieur droit; asymétrie modérée au repos; commissure droite abaissée; reliefs moins accentués à droite; orbiculaire des paupières indemne; asymétrie accentuée pendant les mouvements, l'air s'échappe du côté droit; langue non déviée.	Hémispasme léger de la lèvre supérieure gauche ; secousses fibrillaires dans les mouvements.
M. Babinski (1892). Hémianesthésie sensitivo-sensorielle.	Parésie du facial inférieur à gauche; paralysie systématique accentuée, surtout pour les mouvements unilatéraux; variabilité des troubles moteurs d'un jour à l'autre.	Hémispasme facial léger du côté droit ; secousses musculaires dans les mouvements.
Lombroso (1888). Hémianesthésie droite complète; pas de troubles sensoriels à droite; odorat aboli à gauche; plaques hyperesthésiques.	Paralysie faciale inférieure à droite; légère déviation au repos; s'accentue dans les mouvements ; en soufflant, issue de l'air à droite; langue non déviée.	Pas de spasme.

AGE	SEXE	Hérédité et antécédents	MODE DE DÉBUT	HÉMIPLÉGIE
Lec... (?)	homme	Pas d'antécédents; douleurs de tête depuis un mois.	Début brusque ; perte de connaissance ayant duré quatre heures.	*Observation de* Hémiparésie droite avec prédominance au bras; marche possible ; réflexes tendineux normaux.
Corinne Guisti 23 ans	femme	Pas d'hérédité; antécédents personnels : attaques convulsives de 18 à 21 ans.	Début brusque par attaque d'hystérie précédée de violentes douleurs de tête pendant 2 jours ; récidive à trois reprises ; guérison rapide.	*Observation XVI* Pas d'hémiplégie.
Zélinda Paolini 36 ans	femme	Antécédents hystériques manifestes.	Apoplexie hystérique.	*Observation XIV* Hémiplégie droite.
Adèle Cancelli 26 ans	femme	???	Attaque d'hystérie avec perte de connaissance pendant 3 jours.	*Observation.* Contracture du bras gauche; aphasie.

Troubles sensitifs et sensoriels	MOTILITÉ DE LA FACE	SPASME
M. Babinski (1892). Hémianesthésie sensitivo-sensorielle légère à droite.	Parésie du facial inférieur gauche; déviation peu marquée au repos, plus accentuée dans la parole ou dans le rire; mouvements plus faciles à droite qu'à gauche; langue déviée à droite sans torsion.	Pas de spasme; pas de secousses musculaires.
(Lombroso). Hémianesthésie légère à gauche; points douloureux à la face; ouïe, goût, odorat, diminués à gauche; Hyperesthésie ovarienne à droite; zones hystérogènes; diplopie; pas de dyschromatopsie.	Parésie du facial inférieur gauche; bouche légèrement déviée à droite; ptosis à gauche par parésie du releveur; parésie du petit oblique.	Pas de spasme.
(Lombroso).	Parésie du facial inférieur à droite; inertie de l'orbiculaire des paupières à droite.	Hémispasme glosso-labié à gauche.
XVII. (Lombroso). Hémianesthésie gauche.	Parésie du facial inférieur gauche; langue non déviée.	Pas de spasme.

CONCLUSIONS

1º La paralysie faciale hystérique est rare, beaucoup plus rare que le spasme glosso-labié.

2º Elle semble ne survenir en général que dans des formes *graves* d'hystérie, et à partir de la quarantaine dans la majorité des cas.

3º L'influence du sexe féminin ne paraît pas démontrée.

4º Dans le plus grand nombre des cas, la paralysie faciale hystérique s'accompagne d'hémiplégie et d'hémianesthésie du même côté.

5º Sauf dans quelques cas, où elle ressemble plus ou moins exactement à la paralysie faciale de cause organique, la paralysie faciale hystérique se distingue par la systématisation habituelle des troubles parétiques, leur caractère léger et l'existence fréquente d'un spasme du côté opposé à celui où se trouve la paralysie.

6º Le diagnostic est très difficile avec certaines paralysies fonctionnelles congestives (athérome, migraine ophthalmique, début de paralysie générale); il se fait alors surtout par les antécédents, les stigmates hystériques, l'évolution de la maladie et aussi les résultats fournis par le traitement.

7º Le pronostic doit être réservé, car la durée de la paralysie faciale hystérique peut être très longue.

8º Le traitement de cette paralysie est celui des paralysies hystériques en général.

BIBLIOGRAPHIE

Brodie. — *Leçons sur les affections nerveuses locales*, 1837.

Mesnet. — *Étude sur les paralysies hystériques*. Thèse de Paris, 1852.

Briquet. — *Traité de l'hystérie*, 1859.

Pipet. — *De la paralysie hystérique*. Thèse de Paris, 1862.

Hasse. — *Handbuch der Pathologie*. Erlangen, 1869.

Lebreton. — *Des différentes variétés de la paralysie hystérique*. Thèse de Paris, 1868.

Hélot. — *Étude sur quelques cas d'hémiplégie hystérique*. Thèse de Paris, 1870.

Rosenbach. — *Erlenmeyer's Centralblatt*, 1879.

Gabbet. — *British medical journal*, 1882.

Buzzard. — *Clinical lectures on diseases of the nervous system*, 1882.

Marie et Souza-Leite. — *Contribution à l'étude des paralysies hystériques sans contracture. Revue de médecine*, 1884.

Kalkoff. — *Beitrage zur differential Diagnose der hysterischen und der kapsularen Hemianesthesie. Inaugural Dissertation. Halle*, 1884.

Seeligmuller. — *Deutsche medicinische Wochenschrift*, 1884, p. 681.

Thomsen. — *Archiv. für Psychologie*, 1885.

Weir-Mitchell. — *Lectures on diseases of the nervous system especially in women. Philadelphia,* 1885.

Méchin. — *Des monoplégies brachiales hystériques.* Thèse de Paris, 1887.

Achard. — *Mémoire sur l'apoplexie hystérique. Archives générales de médecine,* janv. 1887.

Achard. — *De l'apoplexie hystérique.* Thèse de Paris, 1887.

Brissaud et Marie. — *De la déviation faciale dans l'hémiplégie hystérique. Progrès médical,* janv. 1887.

Charcot. — *Spasme glosso-labié unilatéral des hystériques Semaine médicale,* 2 février 1887.

Charcot. — *Leçons du Mardi,* 1888.

Belin. — *Thèse de Paris. Hémispasme glosso-labié des hysriques,* 1883.

Lombroso. — *Lo Sperimentale,* 1888.

Bitot et Lamarque. — *Cas d'hystéro-traumatisme.* Bordeaux, 1889.

Parinaud. — *De l'ophthalmoplégie hystérique. Archives de Neur.,* 1889.

Strassmann. — *Hémiplégie faciale des hystériques. Deutsche medicinische Wochenschrift,* 1890, p. 188.

Rosenbach. — *Deutsche medicinische Wochenschrift,* 1890, nº 46.

Gilles de la Tourette. — *De la superposition des troubles de la sensibilité et des spasmes de la face et du cou chez les hystériques. Nouv. Iconogr. de la Salp.,* 1890.

Huet. — *Paralysie faciale hystérique. Leyde. (Analyse in Centralblatt für Nervenheilkunde,* juillet 1890).

Lawson, L. Gordon. — *Hysterical facial paralysis. Bristish med. jorn.,* 1890.

Chantemesse. — *Soc. méd. hôp.,* 24 oct. 1890.

Delprat. — *Contracture faciale bilatérale hystérique. Nouv. Iconogr. de la Salp.*, tome V, 1891.

G. Ballet. — *Soc. méd. hôp.*, 14 nov. 1890.

Boinet. — *Soc. méd. hôp.*, 9 janv. 1891.

Pitres. — *Paralysie faciale avec perte rapide de l'excitabilité électrique des muscles. Progrès médical*, fév. 1891.

Brissaud et Lamy. — *Sur trois cas de paralysie périphérique chez des sujets hystériques. Arch. gén. méd.*, sept. 1891.

Charcot. — *A propos d'un cas d'hystérie masculine. Arch. de Neur.*, 1891. n° 64.

Descroizilles et Du Pasquier. — *Un cas de paralysie faciale hystérique. Bull. méd.*, juin 1891.

Decoux. — *De la paralysie faciale hystérique. Thèse de Paris*, juillet 1891.

Bastian, H. Charlton. — *On the various forms of hysterical or functional paralysis. The Lancet*, octobre 1891.

Siredey. — *Hémispasme glosso-labié chez un tabétique hystérique. Soc. méd. hôp.*, 6 nov. 1891.

Rendu. — *Soc. méd. des hôp.*, 4 déc. 1891.

Debove. — *Soc. méd. des hôp.*, 11 déc. 1891.

Gouraud. — *Soc. méd. des hôp.*, 18 déc. 1891.

Onanoff. — *De l'asymétrie faciale fonctionnelle. Gaz. méd. de Paris*, 9 janvier 1892.

Paul Richer. — *Paralysies et contractures hystériques. Paris*, 1892.

Tournant. — *Sur un cas de paralysie alterne hystérique. Thèse de Paris*, mars 1892.

Gouraud et Martin Durr. — *Syndrôme hystérique simulateur d'une lésion protubérantielle. Arch. gén. de méd.*, mars 1892.

W. Kœnig. — *Des troubles fonctionnels dans le domaine du facial et de l'hypoglosse, au cours des hémiplégies fonctionnelles. Neurologisches Centralblatt.*, juin-juillet 1892.

Glorieux. — *Un cas de paralysie spasmodique et de bégaiement d'origine hystérique chez l'homme. Annales de la Policlinique*, 15 juillet 1892.

Remak. — *Berliner klinische Wochenschrift*, octobre 1892, n°ˢ 42 et 43.

G. Ballet. — *Soc. méd. des hôp.*, 14 octobre 1892.

Babinski. — *Soc. méd. des hôp.*, 14, 28 octobre, 16 décembre 1892.

Paris. — Imp. E. Bær, rue de l'Abbé-Grégoire, 18.

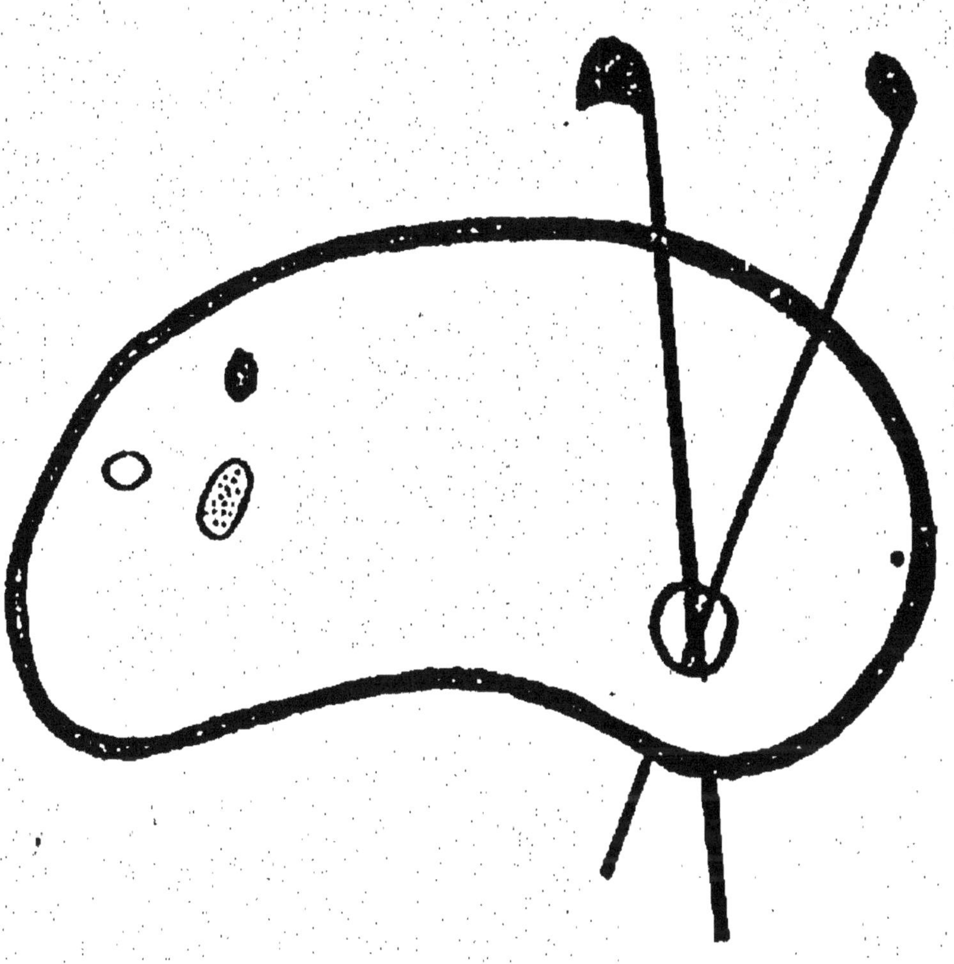

ORIGINAL EN COULEUR
NF Z 43-120-8